皮肤病常用中医治疗技术

宋兆友　宋宁静　主编

中国中医药出版社

·北　京·

图书在版编目（CIP）数据

皮肤病常用中医治疗技术/宋兆友，宋宁静主编．—北京：中国中医药

出版社，2016.11（2023.6重印）

ISBN 978 - 7 - 5132 - 3706 - 2

Ⅰ.①皮…　Ⅱ.①宋…②宋…　Ⅲ.①皮肤病 - 中医治疗法　Ⅳ.①R275

中国版本图书馆 CIP 数据核字（2016）第 252073 号

中国中医药出版社出版

北京经济技术开发区科创十三街 31 号院二区 8 号楼

邮政编码　100176

传真　64405721

三河市同力彩印有限公司印刷

各地新华书店经销

开本 710 × 1000　1/16　印张 13　字数 211 千字

2016 年 11 月第 1 版　2023 年 6 月第 3 次印刷

书　号　ISBN 978 - 7 - 5132 - 3706 - 2

定价　45.00 元

网址　www.cptcm.com

服务热线　010 64405510

购书热线　010 89535836

微信服务号　zgzyycbs

微商城网址　https://kdt.im/LIdUGr

官方微博　http://e.weibo.com/cptcm

天猫旗舰店网址　https://zgzyycbs.tmall.com

内 容 提 要

　　本书是根据宋兆友教授55年的临床经验，由其学生和团队共同整理而编著的一本皮肤病专著。全书共分三篇：第一篇，常用治疗技术（共7章，89项）；第二篇，相关研究报告（共3章，174项）；第三篇，证治专题讲座（共12章）。本书以中医理论为指导，以中西结合为方法，内容翔实，简明实用。可供皮肤科医生、美容科医生、全科医生、医学院校师生等医务工作者学习参考，也可供科研单位、医疗器械、药品或化妆品生产单位等参阅研讨。

编 写 说 明

1. 本书为介绍皮肤病常用中医治疗技术的专集。皮肤病中医治疗技术是以中医理论为指导，中西结合为基础，而由多学科渗透而形成的一门新兴治疗方法，正在迅速发展与完善中。

2. 本书分为三篇：第一篇为常用治疗技术；第二篇为相关研究报告；第三篇为证治专题讲座。

3. 治疗技术中的药物、器械、用品等均需按"说明书"中的适应证、用法等执行。

4. 治疗技术的开展，必须符合医院规章制度执行，做到诊疗正确，技术熟练，设备完善，操作规范。防止乱用、滥用、错用，避免发生不良反应和意外。

5. 治疗技术开展中，要积累经验，培养人才，创新项目，使之成为一项新的专业技术。

6. 医疗美容一定要遵守国家相关的法规及制度。

《皮肤病常用中医治疗技术》编委会

2016 年 3 月

打开中医宝库，攀登医学高峰

（代前言）

"盛世呈美景，人间正阳春。"当代中医中药的发展日新月异，一日千里。中医皮肤科虽为临床小科，但患者甚多，广大皮肤科医师正在不断开拓进取，创造辉煌。中药内用制剂、中药外用制剂、中医治疗技术是皮肤科临床的三大支柱、三大法宝、三大途径。治疗技术也是中医学中的一朵绚丽的奇葩，但目前国内尚无专集。在《皮肤病中药内用制剂》和《皮肤病中药外用制剂》姊妹篇相继出版之后，笔者又总结了55年的临床经验，再向广大读者奉献"皮肤病常用中医治疗技术"小集，也是顺理成章的工作，搜罗广博，兼采众长，详而不繁，中西融会，做到"同栽中医树，共赏杏园花"。"四季景色各秀丽，小花小草也是春。"内容虽为小技小方，但临床确有大效大益。

本书分为三篇：第一篇是常用治疗技术，第二篇是相关研究报告，第三篇是证治专题讲座。希望本书能成为读者的好伙伴和良师益友，以便成为得力助手，从中受益，从中提高，吾甚感欣慰矣！

"青春闪光需要苦功夫，金色收获全靠勤耕耘。"本书只是抛砖引玉，希望年轻的皮肤科工作者，认真学习，刻苦创新，做到世上无难事，只要肯登攀，相信"皮肤病中医治疗技术"的小花，越开越红！

"松林长岁月，鹤语记春秋。"如今我年已八十，在临床一线工作了55个春秋，深感中医学的精深博大，值得我们去学习和研究。

敬业是梦想的翅膀，敬业也是人生的幸福，只有精益求精，方显大医精诚！

　　本书的出版，得到了中国中医药出版社的鼎力相助，在此表示衷心的感谢！若有不足之处，敬请读者斧正。

宋兆友

2016 年春节于珍珠城

目　　录

第一篇　常用治疗技术

第二篇 相关研究报告

第三篇　证治专题讲座

第一篇　常用治疗技术

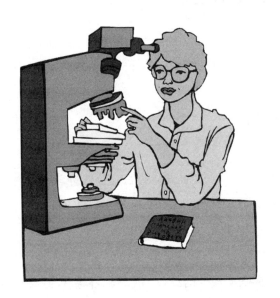

第一章　一般治疗技术

第一节　技术项目

一、胶布叠瓦状贴敷疗法

【适应证】

局限性神经性皮炎、斑片状慢性湿疹或扁平苔藓。

【禁忌证】

皮肤有急性炎症者。

【方法】

1. 用纯黑豆馏油、纯松馏油或纯鱼石脂，三种药物中任选一种，用毛笔蘸药汁直接均匀涂在皮损上，范围略比皮损稍大一些。

2. 将胶布剪成宽2～3cm，长度依皮损大小而定，以叠瓦状的方法紧贴在皮损上。

3. 冬季每3～4天换药1次，夏季每1～2天换药1次。

4. 每次换药，撕去皮损处的胶布，用汽油棉签洗净遗留下的药物，再换药。

5. 换药次数根据皮损消退情况而定。

6. 贴敷后，患者不得自行撕脱胶布，禁用热水或肥皂洗涤。

【按语】

1. 本疗法有效安全，基层医院均可应用；

2. 若有瘙痒甚剧者，可口服地氯雷他定片或左西替利嗪片。

（《现代皮肤病性病学》）

二、挑出疗法

【适应证】

传染性软疣。

【禁忌证】

有严重的化脓感染者。

【方法】

1. 患者取坐位。如为小儿应坐抱在母亲怀抱中，以免小儿哭闹乱动。

2. 皮损处常规消毒（碘伏及酒精棉签）。

3. 一般不用麻醉，或预先外涂恩纳霜剂（局部麻醉药）。

4. 用消毒注射针头，将软疣顶部挑破，再用有齿镊子夹出乳酪样物质（即软疣小体），仔细挑出全部内容物，皮损挑破边缘，可用消毒剪刀剪平。

5. 用碘伏（或2%碘酚、30%三氯化铁溶液等均可）棉签刺入囊腔内消毒即可。个别有出血者，可用30%三氯化铁溶液（或止血粉、三七粉、止血海绵等）止血。

6. 软疣数目太多时，可分批挑出，但一定要挑完。若遗留1~2个者，又可传染复发。

【按语】

1. 方法简单有效；

2. 术后有感染者，外涂黄连软膏（或莫匹罗星软膏、复方多粘菌素B软膏等）；

3. 术后无感染者，可外涂喷昔洛韦软膏（或伐昔洛韦软膏、肽丁胺软膏等）；

4. 治疗时，小儿如拒治，可外涂软疣灵酊（木贼、香附、板蓝根、马齿苋、夏枯草、黄柏各6g，加白酒100mL，浸泡7天后滤渣存药酒外用）。

（《现代皮肤病性病学》）

三、拔甲膏拔甲疗法

【适应证】

甲癣（顽固性）、其他疾病引起的病甲。

【禁忌证】

指（趾）甲伴化脓感染者。

【方法】

1. 将拔甲膏放酒精灯火焰上加热至软化，捏成病甲大小药饼，置于病甲上，用手指压平，外用胶布包裹固定。

2. 4～5 天换药 1 次，3～5 次后病甲即可脱落，甲床上若有残余甲板，可用手术刀修平。

3. 包甲过程中，不要沾水，以防膏药脱落。

4. 甲癣在病甲除去后，应外用 30% 冰乙酸溶液（或 5% 碘酊、甲癣涂剂、灰指甲醋液等），直至新甲长出为止。

【按语】

1. 本疗法适用于顽固性甲癣，以及不宜用伊曲康唑胶囊、特比萘芬片、氟康唑胶囊等药物的患者。

2. 拔甲膏配制方法

组成：蓖麻子 45g，蛇蜕 45g，天南星 45g，川椒 30g，大枫子 30g，生川乌 18g，乌梅 30g，皂角刺 45g，地肤子 45g，杏仁 30g，威灵仙 30g，凤仙子 120g，千金子 45g，五加皮 45g，僵蚕 30g，生草乌 18g，凤仙花 60g，地骨皮 45g，香油 1500mL。

制法：上药加热熬黑，去渣，再熬炼至滴水成珠，放入樟丹适量成膏，候温，入硇砂 60g，拌匀即得。

（《现代皮肤病性病学》）

四、推疣疗法

【适应证】

寻常疣基底部较小者。

【禁忌证】

基底部过大或已感染者。

【方法】

1. 患者取坐位，皮损处常规消毒。

2. 术者左手食指与拇指固定疣四周皮肤，并绷紧皮肤。右手用粗硬竹制棉签蘸取碘伏或2%碘酊，在疣的一侧（棉签与皮肤成45°角）突然用力向前下方推挤，疣即刻连基底部完整脱落。

3. 疣基底部可用剪刀修平，并用30%三氯化铁棉球压迫止血5～15分钟即可。

【按语】

1. 简单效佳，关键要选择疣基部较小者，同时术者要技术熟练。

2. 若疣基部较大或数目较多者，可选用冷冻疗法、激光疗法、五妙水仙膏疗法等。

（《现代皮肤病性病学》）

五、白明胶绷带疗法

【适应证】

慢性小腿溃疡（创面已清洁者）。

【禁忌证】

对药物过敏者。

【方法】

1. 先将创面用10%黄柏溶液或高锰酸钾溶液清洗揩干，再用汽油清洁四周皮肤，然后在创面上外涂紫草油膏或黄连素软膏、复方多粘菌素B软膏、莫匹罗星软膏、腐植酸软膏、溃疡散等。

2. 从膝至踝，由上而下，用油画笔蘸药物涂于皮肤上，并铺上一层薄棉花，再涂复方白明胶药物，包上绷带。如此反复包2～3层即可。

3. 夏季2～3天换药1次，冬季4～5天换药1次。

4. 包裹中松紧度适宜，趾间血液循环正常；如伤处稍痛，可在伤处开窗换药。

【按语】

1. 治疗中每日应观察病情，或调整外用药物。

2. 复方白明胶药物配制方法

组成：石炭酸 1g，氧化锌 15g，白明胶 15g，甘油 34g。

制法：水加至 100mL，搅拌均匀即成。临用时将药瓶置于 70℃的热水锅中，隔水溶化。

（《现代皮肤病性病学》）

六、鸡眼散疗法

【适应证】

鸡眼、胼胝、寻常疣。

【禁忌证】

局部感染。

【方法】

1. 病灶处先用温水洗净浸泡 30 分钟。

2. 先用手术刀将表皮角质层修平，病损及周围皮肤用碘伏及酒精棉球外抹消毒。

3. 裁剪一块胶布，中间剪成空洞，贴在皮损上使空洞露出鸡眼，撒敷上少许鸡眼散，再用胶布封闭。

4. 每次换药，可用刀片将已腐烂的皮损修去，直至除去基底部为止。

5. 3 天换药 1 次，直至痊愈。

【按语】

1. 诊断"鸡眼"要确切，排除"跖疣"。

2. 治愈后要消除原引发鸡眼的病因，以防再发。

3. 鸡眼散配制方法　水杨酸 70g，乳酸 5g，冰片 5g，朱砂 5g，磺胺嘧啶粉 5g，柠檬酸 5g，淀粉加至 100g，拌匀瓶装。

（《现代皮肤病性病学》）

七、拔筒疗法

【适应证】

痈疖脓液已成，脓塞不能排出。

【禁忌证】

严重心血管疾病或精神失常者。

【方法】

1. 新鲜竹筒数根（口径为 3cm，长 20cm，一头留节，钻一小孔，用木塞塞紧，另一头截去）。

2. 将拔筒药倒入竹筒内，木塞塞入开口处，放入水锅内煮至水沸，取出竹筒。先将脓头刺破，迅速将竹筒压在疮口上，得脓液流出后，再拔筒。

3. 创口用紫草油纱布条换药，每日 1 次，至愈。

【按语】

1. 作用机理　利用真空引力，将病变坏死组织吸出，避免手术，能使创口恢复整齐，并利用拔筒药的消炎作用，以减少抗生素的应用。

2. 拔筒药的配制　羌活、独活、紫苏子、祁艾、石菖蒲、甘草、白芷各 9g，共研成粉剂，瓶装备用。

（《现代皮肤病性病学》）

八、药烘疗法

【适应证】

神经性皮炎、局限性银屑病。

【禁忌证】

对电烘药膏过敏者。

【方法】

1. 电烘药膏的配制　轻粉 15g，雄黄 30g，东丹 4g，黄蜡 50g，麻油 500mL。将轻粉与雄黄各研细末，再将药末兑入煮沸的麻油内，煎至无黄沫为止，稍搅，再加入东丹、黄蜡后搅匀成膏。

2. 用排笔或毛笔将药膏在患处涂成薄薄一层。

3. 打开电吹风开关，用温暖气流喷吹患处，温度以舒适为宜，每次喷吹 30 分钟。

4. 每天 1～2 次，10 天为 1 个疗程。

【按语】

1. 喷吹完后，可贴黑豆馏油象皮膏。

2. 见效后，可行 2～3 个疗程。

（《皮肤病中药外用制剂》）

九、削甲疗法

【适应证】

甲癣、甲畸形。

【禁忌证】

伴有甲沟炎或甲床炎者。

【方法】

1. 浸泡剂配制　枯矾、白矾各 30g，地骨皮 60g，猪牙皂、侧柏叶、花椒、雄黄各 15g，米醋 50mL。先将猪牙皂、地骨皮、侧柏叶、花椒加水 1000mL，煎至 600mL，滤后取渣，再煮成 40mL，将两次滤液混合加热，投入枯矾、白矾、雄黄、米醋搅溶。

用法：每次用时加温，浸泡患甲 20～30 分钟。

2. 削甲涂药　病甲经浸泡后软化，用 5% 碘酊或碘伏外涂，继以手术刀片削除肥厚病甲至甲床，再涂甲癣软膏（尿素 10g，克霉唑 10g，黄连 1g，曲安西龙 0.1g，凡士林加至 100g）在甲床上，纱布包扎。

3. 整形固定　涂药及纱布覆盖后，继以塑形指甲塑料片（可用 2mm 厚的硬塑材料，加热塑面成指甲套形）固定，外加胶布贴牢。

4. 治疗时间　每周 3 次，病甲清除后，真菌镜检为阴性时，可停止浸泡，只涂药整形至愈合。

【按语】

1. 病甲严重时，可加服斯皮仁诺等。

2. 整形固定应坚持固定，以便生长出整齐亮甲。

（《皮肤病中药外用制剂》）

十、鸦糊疗法

【适应证】

尖锐湿疣等。

【禁忌证】

局部伴有感染或湿疹皮炎者。

【方法】

1. 鸦糊配制　鸦胆子仁 50g，碾碎成末，加米酒调成糊状，装瓶密封待用。

2. 仰卧位，用阴茎套 1 个，顶前方剪一小洞，留作男性小便用。将此套套在阴茎上，再视疣所在之处，将套膜剪破，暴露出疣体。

3. 以牙签蘸配少许鸦糊，敷于疣体表面，盖上棉片，胶布固定。

4. 2~3 日后打开敷料，若疣体已脱落即愈。若有残留者再作一次涂敷以除净。

5. 女性患者，先用鸦液（鸦胆子 30g，黄柏、苦参、蒲公英各 20g，冰片 5g，前 4 味加水浓煎成 100mL，再加入冰片搅溶即成）。作外阴或阴道冲洗后，再涂鸦糊。

6. 隔日应用 1 次，酌情用 4~8 次，多数可愈。

【按语】

1. 本法是传统中医疗法的延伸扩展。

2. 本疗法方便、有效、安全。

（《皮肤病中药外用制剂》）

十一、药带疗法

【适应证】

下肢慢性溃疡。

【禁忌证】

伴有严重下肢静脉曲张性湿疹或感染。

【方法】

1. 芙蓉糊剂的配制　赤小豆、生大黄、芙蓉叶各100g。研成极细末，加凡士林600g，调匀成芙蓉糊剂，装瓶待用。

2. 用牛角刀将糊剂均匀涂于纱布条上，成为芙蓉糊纱布条，放在瓷盒内，高压消毒，随用随取。

3. 将溃疡创面用碘伏消毒，四周皮肤用酒精棉球擦洗，再用芙蓉糊纱布条覆盖于溃疡创面上，外加脱脂棉块少许。

4. 采用8cm×500cm绷带4~5卷，从溃疡创面由上至下，再由下至上，层层包扎，松紧以舒适为宜。

5. 每周换药1~2次（冬季6天，夏季3天），20次为1个疗程。

【按语】

1. 绷带包扎松紧可随时调整。

2. 糖尿病患者一定要先控制好血糖。

（《皮肤病中药外用制剂》）

十二、冰片烧灼疗法

【适应证】

寻常疣。

【禁忌证】

局部有感染者。

【方法】

1. 取一块胶布，约5cm×5cm大小，中间剪一小孔，孔与疣体大小相同，将此胶布贴于患处，中央暴露疣体，四周胶布可保护健康皮肤。

2. 取一粒冰片放在顶部，用火柴点燃冰片，待其燃尽，至疣体变白为止。

3. 2~3天后疣体自然脱落。创面可涂2%甲紫溶液，1周后多数可脱痂而愈。

【按语】

本方简便有效，适合于基层应用。如为"跖疣"，一次未愈后，可点涂84消毒液于疣顶部 1 次，亦可有效。

（《皮肤病中药外用制剂》）

第二节　技术要求

一、药品、器械、物品的准备

1. 药品　2% 碘酊或碘伏，2% 甲紫，75% 酒精，95% 酒精，纯黑豆馏油，纯松节油，33% 三氯乙酸溶液，纯鱼石脂，汽油，芝麻油，液状石蜡，疯油膏，30% 三氯化铁溶液，止血粉，淀粉海绵，鸡眼散，莫匹罗星软膏，复方多粘菌素 B 软膏，夫西地酸乳膏，恩纳麻醉软膏，聚维酮碘，拔甲膏，生理盐水等。

2. 器械　针头、有齿及无齿镊子，酒精灯，酒精棉球，碘伏棉签筒（袋）等。

3. 物品　胶布、棉球、纱布块（袋装）、竹签、绷带、污物筒。

二、注意事项

1. 室内安静，禁止会客、谈笑、吸烟等。

2. 工作人员应穿工作衣，戴口罩、帽子，言行要热情，认真细心。

3. 患者凭"治疗单"，才能接受治疗。

4. 注意询问药物过敏史，如果有药物过敏者，应填写"药物禁忌卡"。

5. 遵守治疗常规，向患者交代注意事项。

6. 每次治疗均要登记"治疗记录"，以便保存，及时总结。

7. 定期检查室内药品，做好器械保养，物品补领。

8. 下班时检查室内安全，做好防火、防电、防水、防盗工作。

第二章　美容治疗技术

第一节　技术项目

一、药物化妆品疗法

【适应证】

颜面皮肤干燥综合征、黄褐斑、日照性皮炎、冻疮、痱子、腋臭（即臭汗症）、多汗症、脱发等。

【禁忌证】

皮肤过敏者。

【方法】

1. 先做颜面油性或干性皮肤检查（擦纸法、检查灯、测脂器）。

2. 化妆品的选择，如人参霜、蜂王霜、银耳霜、维生素 E 霜、雪花膏、丝素霜、胎盘霜、防皱霜、雀斑霜、粉刺霜、痱子粉（水）、祛臭剂、狐臭粉、西施兰夏露、除汗剂、防晒剂、营养洗发水、去头屑香水等。

3. 先外用小面积作过敏试用期，一周后无任何反应，方可正式使用。同时要注意性别、年龄、部位、季节等。

4. 油性皮肤者使用收敛性强的酸性化妆品，干性过敏性皮肤者则使用弱酸性化妆品。

【按语】

1. 外用后如皮肤出现不良反应，须立即停止使用。

2. 化妆品不宜长期停留颜面，也不宜长期使用。

3. 要选择适合自己皮肤的化妆品，要注意质量（厂家、厂址、日期、商标等）。

4. 勿滥用过多过量的化妆品。

5. 有皮肤过敏反应者，应立即去皮肤科诊治。

（《现代皮肤病性病学》）

二、天然化妆品疗法

【适应证】

颜面皮肤老化（皱纹、干燥、脂溢、多屑）及色斑等。

【禁忌证】

颜面有皮炎或湿疹急性期、亚急性期，以及脓皮病等。

【方法】

1. 具体操作　天然食品做成浆汁，冷藏后备用，每次敷面 7～10 分钟，每周做 3 次，坚持 1～3 个月为 1 个疗程。

2. 防皱纹天然化妆品　常用的配方如下：

（1）蛋黄 10g，杏仁皮粉 50g，樟脑油 1 滴，甘油和白酒各少许，搅拌调匀成膏状，外涂颜面。

（2）蛋清 20g，柠檬汁 1g，搅拌有雪花堆积样稠度为止，外涂颜面。

（3）鸡蛋 1 只，奶粉及蜂蜜各 1 汤匙，搅匀成糊，外涂颜面。

（4）芦荟、薄荷、车前草、杭菊花各 10g，浓煎去渣，用 10 层纱布浸泡药汁后，待凉，外敷颜面。

3. 防油皮天然化妆品　常用的配方如下：

（1）白酒 120mL，生地黄 30g，白鲜皮 10g，山楂 10g，皂角刺 5g，浸泡 7 天后滤渣存酒，外搽颜面。

（2）鸡蛋白 1 个，柠檬汁 1 汤匙，调成"蛋白润肤液"涂于颜面形成薄膜，敷 10～15 分钟后洗去。

（3）卷心菜叶子浸泡在 3% 硼酸溶液中 8～10 小时后，将叶子敷于颜面，保留 3 分钟后去除。

（4）百合 40g，米醋 10mL，柠檬汁 1mL，水加至 100mL，即成 "化妆醋"，外搽颜面。

4. 防干皮天然化妆品　常用的配方如下：

（1）牛奶 30mL，纯净水 70mL，调匀洗脸。

（2）蜂蜜 70mL，熟猪油 30g，调匀成 "蜜脂"，外搽颜面。

（3）水果或蔬菜（黄瓜、西瓜、草莓、木瓜等）取汁 70mL，甘油 10mL，水 20mL，调匀后外搽。

（4）蜂蜜 20mL，面粉 10g，鸡蛋 1 个，奶粉 5g，调匀成糊，敷于颜面，30 分钟后用冷水洗去。

5. 防黑皮天然化妆品　常用的配方如下：

（1）盐酸奎宁 5g，桃胶 20mL，羊毛脂 5g，蒸馏水 10mL，调匀成 "防光油"，外搽可防光退黑。

（2）红茶叶 15g，红糖 15g，水 500mL，煎煮成 250mL，滤渣存汁，加麦麸粉 1g，调匀外搽，15 分钟后洗去，每日 1 次，1 个月后皮肤可变白皙。

（3）柠檬汁 30mL，纯净水 70mL，调匀外搽。

（4）苹果 1 个榨汁，蜂蜜 10mL，蒸馏水 300mL，蛋黄 1 只，调匀外敷，称为 "苹果敷面剂"，苹果改成黄瓜、冬瓜、木瓜、梨子、番茄等均可。

【按语】

1. 一切食品均需新鲜、清洁卫生。

2. 作用机理

（1）清除皮肤污垢。

（2）供应皮肤营养。

（3）提供皮肤水分。

（4）使皮肤柔软光滑。

（《现代皮肤病性病学》）

三、按摩除皱疗法

【适应证】

由于慢性病、皮肤病、年老或劳作及生活不规律等引起颜面皮肤过早出现皱纹者。

【禁忌证】

颜面患有皮肤病或炎症者。

【方法】

1. 徒手按摩法　干性皮肤外涂营养霜或按摩膏（石蜡 5mL，芝麻油 20mL，凡士林 75g，调膏）；油性皮肤外扑滑石粉或面乳。操作时按"推摩、擦摩、揉捏、捶击"等手法进行，沿一定方向分区按摩。

2. 穴位按摩法　取穴为太阳穴（双侧）、迎香穴（双侧）、印堂穴、承浆穴等，用中指与环指沿顺时针或逆时针方向，以及上下方向作循环按摩。

3. 按摩器按摩法　国内生产供应的"按摩器"式样有多种，功能多样，可选择小巧方便的器械，按说明书进行按摩。

【按语】

1. 必须坚持做 1～3 个月后方能见效。

2. 防晒、禁酒、禁烟，多食蔬果、运动、休息、静心等可配合进行。

（《现代皮肤病性病学》）

四、颜面美化疗法

【适应症】

中青年容颜皮肤过早老化，尤其是女性，或留有痤疮疤痕、色斑等。

【禁忌症】

颜面患有皮肤病者。

【方法】

1. 洁肤　即平时讲究洗脸的方法，多用温开水洗脸，可配用洗面奶或洁面霜（但不宜过度使用）。严重时可用磨砂膏做按摩（或磨砂），可去除皮屑及污物（1 周限做 1 次）。

2. 润肤　采用家用水壶蒸汽，或国产小型家用"喷雾器"进行蒸面，每次 10 分钟，每日 1～2 次，蒸面后可外搽营养霜。

3. 按摩　方法同按摩除皱疗法。

4. 爽肤 一般采用干性、中性或油性不同的"收缩水"（又名水醇溶性调色剂），可根据皮肤性质的不同而选用。

5. 护肤 可用面膜或倒膜疗法。

（1）**面膜** 市售有液态、胶态、糊态、纸态及粉态五种，在面部可形成薄膜或粉层，可按干、中、油性皮肤而选择，一般油性者用黄色，干性者用红色，去皱者用金黄色。

（2）**倒膜** 进行清洁颜面等步骤后，将眼、眉、口以棉花片覆盖，鼻孔保持通畅，常用方法有两种。

第一种为"软膜"：即粉末状面膜，如肉桂软膜（用于油性皮肤、痤疮等），当归软膏（用于干性皮肤、颜面干皱症等），珍珠软膜（用于黄褐斑、晒斑、色素斑等）。

第二种为"硬膜"：用倒膜粉加入适量温开水调成稀糊状，铺在面部，干硬成外壳，10分钟后可去除，涂上收缩水即可。

【按语】

1. 皮肤科医学美容疗法要有专业人员指导，按规范诊疗。

2. 药物一定要选正品。

（《现代皮肤病性病学》）

五、五妙水仙膏疗法

【适应证】

色素痣（除外交界痣）、血管瘤（海绵状血管瘤、毛细血管瘤）、皮脂腺痣、皮赘（即软疣）、毛囊炎、痤疮、睑黄瘤、粟丘疹、尖锐湿疣等。

【禁忌证】

病变在主干神经与大血管处，瘢痕疙瘩体质，脓皮病等。

【方法】

1. 器械、探针、玻璃棒、固定针、手术刀、镊子、剪刀、换药碗、酒精缸、碘伏缸，以及胶布、纱布、棉签等。

2. 操作 常用方法如下。

（1）点药法　用于较小的痣、扁平疣、小血管瘤、皮赘等。将五妙水仙膏点涂在病损处即可。

（2）涂布法　用于血管瘤、色素痣等。将五妙水仙膏涂匀在皮损表面上，保留 10～20 分钟，待皮损变黑后，用生理盐水冲洗掉。

（3）封包法　用于寻常疣、跖疣等。采用带洞胶布贴上，空洞露出皮损，再敷上五妙水仙膏，覆盖胶布块，4～8 小时后除去，并以刀片削除病变。

【按语】

1. 术后防止感染。

2. 疼痛者加达克罗宁喷雾，或外涂优迈霜、扶他林霜等。

3. 五妙水仙膏为中成药。

（《现代皮肤病性病学》）

六、化学剥脱疗法

【适应证】

老年疣（即脂溢性角化病）、黄色瘤、痤疮瘢痕等。

【禁忌证】

皮损有感染、渗液、不合作者等。

【方法】

1. 配制无痛酚溶液。

2. 涂前选用止痛片、泼尼松口服，以减少疼痛。

3. 用竹棉签蘸无痛酚溶液涂布于皮损上，使皮损呈霜白色为止，20～25 分钟后逐渐呈淡褐色。

4. 10 天后可脱痂，3 周后可有色素沉着，3 个月后渐渐恢复。

【按语】

1. 涂后有疼痛者，可服用止痛药物及外涂优迈霜等。

2. 本法多为美容专科应用，基层医院应用"五妙水仙膏"更为简单安全。

（《现代皮肤病性病学》）

七、白癜风表皮移植疗法

【适应证】

小片状早期白癜风。

【禁忌证】

局部感染、瘢痕疙瘩体质者。

【方法】

1. 采用国产负压电脑植皮机。

2. 在大腿等处，皮肤常规消毒，吸取表皮水疱，剪下存放。

3. 白癜风白斑处起疱后剪除，将正常表皮敷贴上，用凡士林纱布加压包扎。

4. 用凡士林油纱布换药，至1周后白斑处有正常皮肤植活，2个月后色素点扩散。

【按语】

1. 取皮处及被植皮处均需严格无菌操作。

2. 多发性白斑，可分批进行。

3. 本法又称特薄皮片——疱壁表皮移植术。

（《现代皮肤病性病学》）

八、离子喷雾疗法

【适应证】

面部脂溢性皮炎、皮脂溢出症、轻度痤疮等。

【禁忌证】

颜面感染或渗液、光过敏者。

【方法】

1. 采用国产负离子紫外线喷雾机，可使负离子、蒸汽及紫外线三者同时作用。

2. 水瓶内加水后打开开关，10分钟后可喷面，一般15～20分钟即可。

3. 喷后外涂营养霜。

4. 每天1次，15天为1个疗程。

【按语】

1. 喷口与颜面距离一般为20cm，防止过近而发生烫伤。

2. 本法应用普遍有效。

（《现代皮肤病性病学》）

九、电离子手术疗法

【适应证】

病毒疣、皮赘、尖锐湿疣等。

【禁忌证】

局部感染、渗液者。

【方法】

1. 国产电离子手术仪一台。

2. 皮损处消毒，局麻用利多卡因。

3. 接通电源，打开开关，指示灯呈红色，调节火花电流强度。

4. 治疗头接近皮损，产生火花，即可将皮损烧灼除去，外涂2%甲紫即可。

【按语】

1. 掌握深浅与大小，应一次性除去皮损，一周后可脱痂而愈。

2. 术后伤口不要污染，以防感染。

（《现代皮肤病性病学》）

十、倒膜疗法

【适应证】

痤疮、黄褐斑、色素斑、轻度雀斑等。

【禁忌证】

颜面感染或糜烂者。

【方法】

1. 患者平卧美容床上，用白布头巾将头发理顺包扎。

2. 用0.5%水杨酸酒精（水杨酸0.5g，30%酒精加至100mL）棉球，按皮肤纹理清洗面部。

3. 痤疮者可用通心刮匙压出脓脂，或用注射针头挑出黑头粉刺，再用生理盐水洗净面部。

4. 选用离子喷雾器或蒸气浴面机（根据病情可放入中药当归、丹参等），喷蒸 10 分钟左右。

5. 颜面外搽磨砂膏或按摩膏，行人工按摩，多采用螺旋式、弧环式、弹拨式等手法，每式行 20~30 次。

6. 取用医用棉花片对眉、眼、口进行保护性遮盖。

7. 用医用石膏粉或倒膜粉 300g 左右，加入温水（45℃，夏季需低于室温）适量，迅速调成糊状，用压舌板立即均匀涂敷在颜面（鼻孔除外），厚约 2~3cm 为宜，并盖上毛巾或棉垫（鼻孔处不盖）。

8. 面部糊状膜由热至冷，呈硬壳状，保留 20~30 分钟，取下膜壳。

9. 清除棉花片，外涂药物霜或收缩水。

10. 当天不需洗脸。

11. 每周 1~2 次，10 天为 1 个疗程。

【按语】

1. 本法应用广泛有效。

2. 鼻孔不涂石膏，以免影响呼吸。

3. 倒膜温度不宜过高（一般以 40℃~50℃为宜）。

4. 按病种及类型的不同，倒膜粉可选用不同中药调配。

（《现代皮肤病性病学》）

十一、面膜疗法

【适应证】

黄褐斑、色素斑、痤疮瘢痕等。

【禁忌证】

面部有感染或糜烂、渗液者。

【方法】

1. 平卧美容床上，用花布头巾包发。

2. 用脱脂棉蘸清洁剂（0.5%水杨酸酒精）清洗面部。

3. 用离子喷雾器或电子蒸汽浴面仪做颜面蒸汽浴，约10分钟。

4. 做人工按摩或电动按摩，手法以穴位按摩为主（睛明穴、印堂穴、太阳穴、迎香穴、承浆穴、地仓穴等）或全面按摩，反复10次，再反方向10次。

5. 根据治疗目的不同，采用不同的面膜（中药或西药；剥离型或抹洗型），按一定方向将面膜均匀地涂抹在颜面部（如纸型可贴于颜面部），一般30分钟后成膜。

6. 15～30分钟后脱去面膜，一并除去多余的药物，术后涂相应的药物霜或营养霜。

7. 每周2次，10天为1个疗程。

【按语】

1. 面膜材料有市售品，如人参胎素增白面膜、特效粉刺面膜、当归面膜、珍珠面膜、防皱面膜等。

2. 选购市售面膜时，一定要选用正品。

（《现代皮肤病性病学》）

十二、文眉疗法

【适应证】

先天性无眉症、脱眉、畸形眉、麻风性无眉、外伤性缺眉等。

【禁忌证】

瘢痕疙瘩体质者、感染炎症期等。

【方法】

1. 平卧美容床上，眉区皮肤消毒，铺巾。

2. 根据脸形、眼型、职业等要求选择眉型，一般人工眉走向与上睑平行，外端稍翘。

3. 文眉液的配制　印度墨汁10mL，亚甲蓝1～2滴，搅拌均匀即得，瓶装备用。

4. 操作手法

（1）注射针文眉法　先用亚甲蓝描定好眉型，用注射针头蘸文眉液沿眉型均匀刺入皮下，使眉下着色均匀，外形大方。术后 2~5 天可有轻度组织反应。

（2）文眉机文眉法　先用亚甲蓝描定好眉型，启动电动开关，使针头接触皮肤，按眉型将文眉液均匀注入皮下，使眉下皮肤着色均匀美观。

【按语】

1. 文眉是借鉴文身术的一种新型手术。

2. 文眉的优点是永久的、固定的，文出一条"艺术之眉"。但缺点是皮下存在染料异物，可引起皮炎，故非必须文眉者，不宜广泛应用。

（《现代皮肤病性病学》）

十三、钻孔疗法

【适应证】

皮肤良性肿瘤及体表较小的赘生物，如皮脂腺囊肿、色素痣、掌跖疣、结节性痒疹、角化棘皮瘤、疣状痣、脂溢性角化病（老年疣）、皮角、皮赘等小赘生物。

【禁忌证】

局部感染者、局麻药物过敏者，皮损处有主要血管或神经分布区。

【方法】

1. 平卧、消毒、铺巾、局麻。

2. 取不同型号的"钻孔器"，口径略大于皮损。

3. 将手术野用左手拉紧，将皮损套入孔内，旋转钻孔器，达到适度深度（可看钻孔器表面的刻度深浅表），取出钻孔器，用镊子夹住组织边缘，用弯剪刀在皮损根部剪断。

4. 止血，切口小者不缝合，稍大者可缝合。或贴敷创可贴、切口黏合剂等。

5. 加压包扎后，3 天换药 1 次，5~7 天可愈。

【按语】

1. 手术前后均要预防感染。

2. 切下的赘生物应送病理检查，以明确诊断。

（《现代皮肤病性病学》）

十四、明矾液注射疗法

【适应证】

豆大海绵状血管病（特殊部位）。

【禁忌证】

皮损处有主要神经或血管分布者。

【方法】

1. 平卧、消毒、铺巾。

2. 抽取明矾注射液，沿瘤体底部进行，将明矾液均匀注入瘤体内，每次不超过 5mL。

3. 每周 1 次，1~5 次为 1 个疗程。

4. 注入 2~3 次后，瘤体形成硬结，1~3 个月后瘤体多有消退。

【按语】

1. 本疗程只适用于特殊部位，如冷冻或激光有禁忌者，如肛门或外阴部等。

2. 本疗法须专业人员进行操作，要熟悉解剖部位及瘤体状态，正确注入才能安全有效。

3. 药物配制　10% 明矾注射液，即明矾 100g，枸橼酸钠（柠檬酸钠）15g，苯甲醇 20g，蒸馏水 1000mL，加热溶解，灌封，无菌，应符合针剂要求。

(《现代皮肤病性病学》)

十五、硅胶注射疗法

【适应证】

偏面萎缩、凹陷性瘢痕等。

【禁忌证】

局部感染或渗液者，对硅胶过敏者。

【方法】

1. 平卧、消毒、铺巾。

2. 医用级成型硅胶，符合体内植入材料应用标准，才可作为充填材料应用。

3. 将基料与催化剂倒入 5mL 注射器中，慢慢摇匀，待液态硅橡胶渐渐成为稠胶状态，且能从针头流出时，即按上弯曲成弧形状的 18 号或 12 号针头即可。

4. 刺入皮损的皮下组织内，边退边注，皮损上捏塑成形，与正常皮面一样水平，塑形满意后拨出注射针。将针眼处多余的硅橡胶挤出，防止残留成异物性肉芽肿。皮损表面覆盖温水棉垫，以加速成形。

5. 术后口服泼尼松片 10mg、抗组胺药物（如枸地氯雷他定片，或曲普利啶片等），每日 1 次，可减少水肿及过敏反应。

【按语】

1. 18 岁以后才可应用治疗。

2. 注意剂量宁少勿多。

3. 有排斥反应者，须手术刮除。

4. 手术前有周密的成型设计。

5. 严格选择病例，并做详细说明。

（《现代皮肤病性病学》）

十六、脱毛疗法

【适应证】

局部多毛症、女性胡须、毛痣等。

【禁忌证】

局部感染或湿疹皮炎者。

【方法】

1. 取坐位或卧位。

2. 局部皮肤清洗干净，消毒，铺巾。

3. 将脱毛剂均匀厚敷于多毛区，1~2 分钟后用干净的纱布块将毛发同糊剂一道擦去，并用温水洗净皮肤。

4. 术后外搽氯氟舒松（哈西奈德）霜剂，或丁酸氢化可的松乳膏、丁苯羟酸软膏，以防刺痒反应。

【按语】

1. 本法有一定刺激性，且为暂时性脱毛。

2. 脱毛剂　10%硫化钠糊剂，15%硫化钡糊剂，第二春亮肤霜等。

（《现代皮肤病性病学》）

十七、激光美容疗法

【适应证】

黑素障碍性皮肤病、血管性皮肤病等。

【禁忌证】

局部感染、严重器质性疾病者。

【方法】

1. 根据激光的种类而治疗作用不同　如脉冲染料激光，Q开关（钇铝石榴石、红宝石）激光，主治色素性病变（如咖啡斑、雀斑、太田痣、文身、错误文眉等）；氮激光、闪烁灯泵脉冲染料激光、钕激光，主治血管性病变（如鲜红斑痣、毛细血管扩张症、草莓状血管瘤等）。

2. 根据病种、深度、面积，采用不同波长、能量密度、脉冲宽度、频率及光斑。

3. 枪头对准病变处，踩脚踏开关或按钮开关，进行治疗。

4. 按病种及轻重程度，间隔一定时间，共行1～3次治疗至愈。

【按语】

1. 戴防护眼镜以保护眼睛及正常皮肤。

2. 一般不需局麻，必要时可用2%利多卡因针剂做局麻（先皮试）。

3. 渗血时，可外用止血海绵压迫止血，或外用30%三氯化铁溶液、三七止血粉等。

（《现代皮肤病性病学》）

十八、超声波美容疗法

【适应证】

1. 面部红斑，如毛细血管扩张症、酒渣鼻、潮红综合征等。

2. 痤疮瘢痕、颜面色素沉着斑。

3. 面部皱纹、眼袋、黑眼圈。

【禁忌证】

皮损局部渗液或感染者，药物过敏者。

【方法】

1. 国产超声波美容机 1 台，频率为 1200kHz 左右，声波渗透深度为 0.25 ~ 0.5mm。

2. 使用前须将机器预热 3 分钟，发挥均衡作用，可将"按钮"拨向"预热"档位。

3. 用洗面乳清洁局部皮肤，清除黑头与污物。

4. 抹去洗面乳，用喷雾机蒸面 10 分钟。

5. 将收缩水轻拍颜面，后清洗干净。

6. 选择治疗病种的药霜外搽。

7. 将"按钮"拨至"连续"或"脉冲"（左方为连续，右方为脉冲），将声头按摩皮损（强度为 0.5 ~ 25W/cm^2，时间为 5 ~ 15 分钟）。炎症者选用脉冲波（IMP），色素者选用连续波（PERM）。

8. 10 分钟后，抹去药霜，进行倒膜。

9. 2 日 1 次，20 天为 1 个疗程。

【按语】

1. 声头可选用小头或大头。

2. 疗程间隔为 7 天。

3. 作用机理

（1）机械作用　使皮肤细胞产生按摩功能。

（2）温热作用　具有内生热能作用。

（3）化学作用　具有聚合反应及解聚反应的功能。故此效应可使局部组织细胞受到微细按摩，使局部组织分层处温度升高，细胞胶体弥散过程增强，细胞功能受到刺激，并增进循环，促使组织软化，使化学反应加速和新陈代谢加强，使生物活性含量改变，从而产生生理效应及治疗作用。

（《现代皮肤病性病学》）

十九、微波美容疗法

【适应证】

血管瘤、腋臭、传染性软疣、寻常疣、扁平疣、尖锐湿疣、局部多毛症、湿疹、冻疮、皮赘、脂溢性角化病、色素痣、疣状痣等。

【禁忌证】

病灶感染，重要血管及神经分布处。

【方法】

1. 微波治疗机 1 台（国产 MTC 型号）。

2. 接通电源，打开开关，主机显示灯明亮。

3. 凝固疗法　多称为微波组织凝固（MTC）疗法，主治血管瘤及疣类等。视病情需要，可用局麻。根据不同病种，选用不同探头，选定功率及定时，即可治疗。

4. 照射疗法　主治皮炎、湿疹、溃疡等。接换成辐射输出电缆及不同的照射治疗辐射器，选定功率及定时，即可治疗。

5. 按拉疗法　按 4 个波型，6 种方法，按拉治疗，美化皮肤。

6. 每日 1 次，10 天为 1 个疗程。

【按语】

1. 注意安全，防止过度照射及凝固。

2. 术后疼痛时外用 5% 恩纳霜剂，或双氯芬酸钾喷雾剂。

3. 作用机理

（1）微波电脑美容仪是一种通过电脑微波作用于人体，补充人体生物电能，激活细胞功能，恢复肌肤弹性，从而达到延缓人体衰老的美容仪器。

（2）一般治疗仪，其能量可凝固疣瘤赘物，除去病变，或照射治疗湿疹等。

4. 不同型号的微波治疗仪有不同的操作规范，应遵守执行。

（《现代皮肤病性病学》）

二十、药罐疗法

【适应证】

白癜风。

【禁忌证】

皮损局部感染者。

【方法】

1. 点火酒的配制　川芎、荆芥各 10g，丹参、白蒺藜、当归、赤芍、牡丹皮各 15g，鸡血藤 20g，灵磁石 30g，95% 酒精 500mL，浸泡 10 天后，过滤去渣存汁，备用。

2. 穴位选配　孔最、足三里、三阴交（单侧应用）。

3. 用指头大小的脱脂棉球浸蘸点火酒后取出，贴于火罐壁中段，用火点燃药棉后罩在穴位上，每次 15 分钟后去罐。

4. 双侧穴位交替使用，每日 1 次，10 次为 1 个疗程。

5. 白斑范围小者，采用 1 只火罐；大者可选用 2~3 只火罐。

6. 白斑处外搽祛白酊（乌梅、补骨脂、人参、何首乌、白鲜皮、白芷、黄精各 5g，75% 酒精 200mL，浸泡 1 周后过滤存酊），每日 2~3 次。同时内服中成药活力苏口服液和白癜风胶囊。

【按语】

1. 为一般民间疗法。

2. 一般坚持 1~3 个月后才能见效。

（《现代皮肤病性病学》）

二十一、面膜按摩疗法

【适应证】

黄褐斑、面部色素斑。

【禁忌证】

面部炎症，或过敏性皮炎者。

【方法】

1. 祛斑粉的配制　白芷、山药、葛根粉、天花粉、白茯苓、山慈菇、牡丹皮、白及、白附子各 100g。各研极细粉，混匀装瓶，备用。

2. 先让患者用温水洗脸，再平卧美容床上，头发用布巾扎好。

3. 用负离子喷雾器蒸面部 5～15 分钟。

4. 取祛斑粉 50g，石膏粉 30g，奶粉 20g，蛋清 10mL，温水少许，混合搅成糊状，涂于面部。

5. 半小时后用温水洗脸，再涂按摩乳于面部，进行手工按摩 20 分钟。

6. 每周 2 次，20 次为 1 个疗程。

【按语】

1. 疗效较佳。

2. 病情严重者，水煎服加味三豆饮（生绿豆、黑穞豆、赤小豆、甘草、生地、赤芍、丹参各 9g），每日 1 剂，可服 1～3 周。

（《皮肤病中药外用制剂》）

二十二、玉容疗法

【适应证】

黄褐斑、色素沉着斑等。

【禁忌证】

面部有炎症或湿疹者。

【方法】

1. 玉容散的配制　甘松 16g，天花粉、绿豆各 300g，皂角刺 60g。共研极细末，装瓶备用。

2. 玉容面膜液的配制　白芷、白蔹各 30g，白及 15g，白茯苓、白附子、细辛、川芎各 9g。水煎过滤，存液约 1000mL，加聚乙烯醇 200g，海藻酸钠 60g，加水溶解至 3000mL，装瓶密封，备用。

3. 患者仰卧于美容床上，头部垫高，头发包好。

4. 首先洁肤，将玉容散 5g，加沸水 30mL，调匀后待凉，用纱布蘸此液洁肤

5 分钟，注意温度应适宜。

5. 手工按摩，离子蒸气喷雾各 5 分钟。

6. 涂玉容面膜液，保留 45 分钟，揭去面膜后涂营养润肤水。

7. 每周 3 次，10 次为 1 个疗程。

【按语】

1. 本法为古方改进而成。

2. 操作简便，美颜效佳。

(《皮肤病中药外用制剂》)

二十三、引疱疗法

【适应证】

白癜风（小面积者）。

【禁忌证】

白斑处有炎症，对引疱剂过敏者。

【方法】

1. 引疱剂的配制　斑蝥 50g，95% 酒精 1000mL，浸泡 2 周后，瓶装密封备用。

2. 用棉签蘸引疱剂，涂于白斑处，每日 2 次，发疱后停止涂药。

3. 水疱发起 1 天后，用消毒针头刺破疱壁，放出疱液，自然干涸。若水疱过大，自行破溃，可外搽紫草油膏。

4. 疱痂脱落后，或腐烂面愈合后，视色素沉着情况，再行第 2 次涂药。一般发 3 次疱为 1 个疗程。2 周后可行第 2 个疗程，共观察 3 个疗程。

【按语】

1. 病程短，面积小者效佳。

2. 引疱面积不得超过体表面积的 0.1% ~ 0.5%，以防中毒及皮炎。

3. 需专业人员操作。

(《皮肤病中药外用制剂》)

二十四、祛疣面膜疗法

【适应证】

扁平疣。

【禁忌证】

颜面过敏性皮炎或湿疹者。

【方法】

1. 扁平疣面膜粉的配制　木贼、香附、狗脊、山豆根、板蓝根各300g，红花200g。烘干共为细末，加入淀粉500g，混匀，瓶装待用。

2. 先采用紫外负离子喷雾面部皮肤，共10~15分钟。

3. 取扁平疣面膜粉30g，加温水适量，调成糊状，均匀涂于患处，约0.5cm厚，约20~30分钟后，面膜干燥即可除去。

4. 同时配合耳针疗法，选用"华佗牌"30号0.5寸耳针，选穴为：交感、肾上腺、内分泌、肺、肝及阳性反应点，留针30分钟。

5. 每日1次，7天为1个疗程。可做2~3个疗程。

【按语】

1. 效佳安全。

2. 可配合生薏苡仁汤口服，每日1剂，每剂30g，煎煮后1~2次服完。

(《皮肤病中药外用制剂》)

二十五、粉刺面膜疗法

【适应证】

寻常痤疮。

【禁忌证】

颜面过敏性皮炎或湿疹者。

【方法】

1. 粉刺面膜粉的配制　白蔹、穿心莲、白及、白僵蚕、杏仁各100g，十大功劳120g，薄荷40g，冰片10g，乳香80g，珍珠粉20g，共研细末，过80~120

目筛，瓶装备用。

2. 先用洗面奶清洁面部皮肤，再顺皮肤肌肉走向，由内向外按摩 10 分钟。

3. 采用紫外负离子喷面 10～15 分钟。

4. 用粉刺压榨器挤除堵塞在毛囊内的皮脂腺与脓栓等乳酪物。

5. 取面膜粉 30g，加温蒸馏水调成糊状，用木质压舌板涂敷在脸上，约 30 分钟后揭去面膜。

6. 洒喷收缩水 1 次。

7. 外涂痤疮王霜（维胺酯霜），同时内服维胺酯胶囊。

8. 3 天 1 次，10 次为 1 个疗程。

【按语】

1. 效佳安全。

2. 1 个疗程后症状改善不明显，可改服丹参酮胶囊、一清胶囊或润燥止痒胶囊。

（《皮肤病中药外用制剂》）

二十六、增白疗法

【适应证】

黄褐斑、色素斑等。

【禁忌证】

耳穴及拔罐区有炎症者。

【方法】

1. **耳贴**　取肝、肾、脾、内分泌等穴。用小方胶布（1.0cm×1.0cm 大小），中央放王不留行籽 1 粒，贴于耳穴上。每次用一耳，双耳廓交替应用。

2. **拔罐**　督脉拔火罐，取大椎和足太阳膀胱经的俞穴，如肺俞、肝俞、胃俞。第一次取大椎配肺俞、胃俞，第二次取大椎配肝俞、脾俞。交替进行，10 分钟后起罐。

3. **次数**　耳贴与拔罐每周 2 次，10 次为 1 个疗程。

4. **熏面**　增白熏洗液的配制：白菊花、白蒺藜各 15g，白芷 6g，白附子 3g，加水 1500mL，煎成药汁，趁热熏洗面部，并用手法按摩皮肤，每次 30 分钟，每日 2 次，每日 1 剂，10 次为 1 个疗程。

【按语】

1. 如色斑过重过久，可同时煎服增白汤（白术、白芍各 12g，白鲜皮 30g，白芷 6g，白菊花、白扁豆各 15g），每日 1 剂。

2. 患者要避免日晒，禁用化妆品，注意休息好，保持良好情绪，多食蔬果。

（《皮肤病中药外用制剂》）

第二节　技术要求

一、药品、器械、物品的准备

1. 药品　五妙水仙膏、无痛酚溶液、引疱剂、注射用明矾液、文眉液、脱毛剂、医用级成型硅胶、专病面膜粉，各种面膜成品、美容溶液，各种美容霜膏（磨砂膏、按摩膏，润肤露等），各种美容溶液（收缩水、润肤液等），以及有美容效果一类的中药等。

2. 器械　通心刮匙、文眉机、钻孔机、探针、电动按摩器、国产负压电脑植皮机、负离子紫外线喷雾机、电离子手术仪、电蒸汽浴面仪、皮肤测试仪、超声波美容仪、微波电脑美容仪、蒸汽浴柜（箱）、高振按摩仪、真空按摩仪、摩术手、电脑综合美体仪等。

3. 物品　美容床、美容椅、壁镜、面镜、玻璃棒、压舌板、毛巾、包头巾、医用棉花、固定针、竹签等。

二、注意事项

1. 任何美容技术，必须做到安全第一，必须由上级行政机关审核后才能开展。

2. 美容条件要符合国家有关规定，如房屋、设备、人员、规章、技术等均应通过审批。

3. 尊重患者要求，不能强制患者做美容，更不能推销美容产品。

4. 做好各种解释工作、技术工作及术后随访，并及时总结经验。

5. 中医学在美容中作用突出，应积极开展，创新技术。

6. 开展医疗美容应严格遵守国家相关的法规及制度。

（1）《医疗美容服务管理办法》（中华人民共和国卫生部 2002 年 19 号令）。

（2）《美容医疗机构、医疗美容科（室）基本标准（试行）》（卫医发〔2002〕103 号）。

以上两项法规必须遵守执行。

第三章　熏洗治疗技术

第一节　技术项目

一、湿敷疗法

【适应证】

急性湿疹、皮炎、脓皮病等糜烂脓液渗出者。

【禁忌证】

湿敷面积超过体表1/3者，皮肤浸润或瘀血者，病重病危者。

【方法】

1. 冷湿敷　方式与时间有四种。

（1）连续开放式冷湿敷　以4~6层灭菌纱布或细软的布用水剂浸湿，略加拧挤（以不滴水为度），敷于患处，用绷带固定（也可不用），每隔20~40分钟更换一次敷料。本法常用于渗出液较多者。

（2）连续闭合式冷湿敷　方法同上，不同的是需在敷料之上分别覆盖一层油纸、油布、塑料薄膜，以防蒸发。本法常用于渗出液较少者。

（3）间断开放式冷湿敷　方法同连续性开放式，但间隔时间较长，一般每日更换3~4次即可。本法常用于渗液轻微者。

（4）间断闭合式冷湿敷　方法同连续性闭合性式，敷料外加塑料薄膜覆盖即可。本法多用于渗液极少的病变。

2. 热湿敷

（1）热湿敷　方法同冷湿敷，多用于感染化脓性皮肤病，临床应用较少。

（2）蒸发罨包　采用整块脱脂棉，2~4cm厚，按皮损大小做成棉垫，浸入加热或煮沸的中药药水中，取出绞拧至不滴水为度，先用手背试其温度，如能耐受，然后敷贴于皮损上，外加带小孔的塑料膜，绷带包扎，每2~3小时更换1次。本法可用于血管神经性水肿、包皮水肿、静脉注射渗漏等。

3. 冷湿敷药水的配制

（1）单味药　如黄连、黄柏、马齿苋、甘草、紫草等任选一种，煎成0.5%~1%浓度，冷透待用（去滤渣）。

（2）复方药　黄连5g，黄柏10g，金银花10g，菊花10g，板蓝根5g，马齿苋10g，加水500mL，煎煮滤渣存汁，待冷再用。

【按语】

1. 冷湿敷是皮肤科医师最基本的治疗方法，必须掌握。

2. 冬季冷敷时，严防受凉感冒，防止药液浸透衣被垫单等。

3. 热湿敷时温度不宜过高（40℃以下），防止烫伤。

（《皮肤病中药外用制剂》）

二、熏洗疗法

【适应证】

脓疱疮、毛囊炎、手足癣、湿疹、皮炎、冻疮、疣类、瘙痒症、外阴炎、溃疡、龟头炎、疖痈、丹毒、脉管炎、象皮腿等。

【禁忌证】

急性传染病、心脏病、高血压、动脉硬化症、肾脏病、妊娠期、月经期、饱食或饥饿、年老体弱、消瘦发热等。

【方法】

1. 溻渍法　把药物粗末放入纱布袋内缝好或扎好，放入砂锅或搪瓷盆中，将水煮开后，再继续煎煮30分钟，取袋存汁，放入盆中，患处放在横木架上，先熏后淋。多用于四肢及头面部。

2. 淋洗法　将药物煎煮后滤渣存液，将药液装入小壶内，淋喷患处。多用于腹部和腰背部。

3. 熏洗法　分全身性（药盆、药缸）、局部性（面盆、木桶）两种，煎好药汁倒入盆内，先熏蒸后浸泡，外用布单或毯子盖好。多用于手足部、全身。而坐浴可用坐浴椅先熏后浴，多用于肛门或会阴部。

4. 热罨法　用消毒纱布 4～5 层或毛巾蘸药汁摊敷于患处，与湿敷法相似。

5. 用法及注意事项　一般每日 2 次，每次 30～120 分钟，15～30 天为 1 个疗程。冬要保暖，夏要通风，药汁新配，药温适宜；头晕不适，即停卧休。

【按语】

1. 备足应用器具。

2. 药物配制　病种不同，药物不同。

包皮龟头炎方：威灵仙、蛇床子、野菊花各 10g，煎汁熏洗。

止痒熏洗液：蛇床子、地肤子、苦参、黄柏、仙鹤草各 15g，蜂房、大黄、白鲜皮、黄连、芒硝、明矾各 9g，熏洗外搽。

3. 治疗机理

（1）温热刺激作用　可促进血管扩张，加强新陈代谢，营养组织。

（2）疏通腠理作用　可解毒消炎，增强白细胞吞噬功能，促进炎症吸收与消肿。

（3）消炎杀菌作用　可清洁伤口，促进坏死组织脱落，使肉芽组织增生。

（4）祛风止痒作用　可致血管扩张，使血流量增加，促进汗腺排泄，排毒增加；久浸温汁，软化角质，药物易渗，杀虫燥湿，去屑止痒。

（《现代名医证治丛书·皮科临证心要》）

三、冲洗疗法

【适应证】

阴道炎（细菌性、真菌性、滴虫性、淋菌性、病毒性、老年性）、外阴炎、包皮炎、阴部或肛周湿疹、梅毒、淋病、尖锐湿疣等。

【禁忌证】

对药物有过敏反应者。

【方法】

1. 选择药物　中成药如洁身纯、洁尔阴、舒尔阴、皮肤康、肤阴洁等。

2. 药水配制　按药物说明书，原液直接外用，或水稀释后外用。

3. 使用方法　冲洗、棉塞、涂搽、洗浴、坐浴、湿敷、喷雾等，按病情灵活应用。

4. 疗次疗程　一般每日 1～2 次，15～20 天为 1 个疗程。

【按语】

1. 中药外洗液是治疗阴部皮肤病及性病的重要方法，均有清热解毒，杀虫止痒，消肿除浊，祛风燥湿的功能。

2. 目前应总结经验，以期协力制成 1～2 种更有效更实用的阴部中药外洗液。

（《现代名医证治丛书·皮科临证心要》）

四、湿疹灵搽剂疗法

【适应证】

接触性皮炎、湿疹、药疹、水灾性皮炎、虫咬皮炎、过敏性皮炎等。

【禁忌证】

颜面部皮损者。

【方法】

1. 药物配制　苦参 5g，地骨皮 5g，蛇床子 5g，川椒 2g，地肤子 5g，荆芥 5g，防风 5g，五倍子 5g，黄柏 5g，甘草 5g，冰片 2g。以上各药（除冰片外），放入容器内用冷水浸泡 1 天后，加热煎煮 2 次，将 2 次滤液混合，煎煮浓缩成 250mL 后，再将冰片加酒精溶化后，兑入药水中，搅匀即成。

2. 以外搽为主，每日 3～5 次，10 天为 1 个疗程。

3. 可配合中成药润燥止痒胶囊、金蝉止痒胶囊等内服。

【按语】

1. 本方为笔者经验方，有清利湿热，祛风止痒之功效。

2. 作用机理

（1）对真菌有抑制作用　采用原液对念珠菌、石膏样菌、羊毛状癣菌、紫色发癣菌等有抑菌功能。

（2）对皮肤与黏膜无刺激作用　用原液对大白兔的皮肤（完整与破损）及阴道黏膜灌涂，均无刺激反应。

（3）止痒作用　实验证实与乐肤液相近。

（4）改善微循环作用　采用微循环电脑机观察大白兔等，皮损充血渗液均有改善。

（5）对葡萄球菌及链球菌有一定的抑制作用。

（《现代名医证治丛书·皮科临证心要》）

五、女舒宁疗法

【适应证】

女阴湿疹、女阴瘙痒症、女阴念珠菌病、女阴滴虫病等。

【禁忌证】

女阴部深度溃疡，如梅毒性溃疡、癌性溃疡等。

【方法】

1. 药物　蛇床子、百部、苦参、黄精、生麦芽、藿香、儿茶、血竭、五倍子、生甘草各100g。

2. 制法　各药焙干，磨粉、过筛（100目），分装，每袋40g，塑料袋装，密口存用。

3. 配用

（1）一袋散剂，加水1000mL，煎煮后滤渣存留为女舒宁溶液剂，凡有糜烂渗液者均可冷湿敷。

（2）一袋散剂，加水200mL，摇匀后成为女舒宁洗剂，凡有红斑丘疹者可直接外擦。

（3）一袋散剂，加白酒（或75%酒精）200mL，搅匀后成女舒宁酊剂（酒剂），外用，适用于无破损的瘙痒性皮疹或阴毛处。

（4）一袋散剂，加芝麻油50～100mL，调匀成油膏剂，外用，适用于少许糜烂或结痂性皮疹处。

（5）一袋散剂，加芝麻油300mL，煎枯药渣，滤渣存油，配成油煎剂；或一袋散剂，加凡士林 200g 中调匀成软膏剂（20%），外用，适用于瘙痒肥厚皮损处。

4. 用法　每日 3～4 次，10～20 天为 1 个疗程。

【按语】

1. 本疗法为笔者多年经验用法，方便效佳。

2. 本疗法有清热利湿，杀菌止痒的功效，为妇女女阴部专用疗法。

（《现代名医证治丛书·皮科临证心要》）

六、熏蒸疗法

【适应证】

银屑病、副银屑病、玫瑰糠疹、瘙痒症、带状疱疹、慢性湿疹、美容障碍性皮肤病（黄褐斑、痤疮、脂溢性皮炎等）。

【禁忌证】

皮肤外伤、炎症、渗出、破溃者，或心血管疾病、哮喘，孕妇等。

【方法】

1. 器械种类　颜面喷雾器、紫外线负离子喷雾器、奥桑蒸汽仪、中草药喷雾治疗机等。

2. 常规操作　加蒸馏水，放置药物，打开开关，喷距及时间按说明书使用。

3. 常用药物　养颜加牛奶；美白加柠檬、西红柿汁；祛斑加当归、黄芪；祛痘加丹参、黄柏、黄连；止痒加薄荷、冰片；去屑加苦参、白鲜皮等。

4. 专病例方

（1）去屑熏蒸方　艾叶、侧柏叶、野菊花、莪术、金银花、苦参、地肤子、黄柏、黄芩、川椒、青黛各 5g，共研粗末，以上为 1 包量，可多配制备用，放入汽疗仪药锅内。主治银屑病、慢性湿疹等。

（2）止痛熏蒸方　桃仁、红花、当归、川牛膝、鸡血藤、虎杖、延胡索、柴胡、郁金、莪术、香附、桑枝各 5g，共研粗末，以上为 1 包量，可多配制备用，放入汽疗仪药锅内。主治带状疱疹后遗神经痛。

【按语】

1. 蒸汽治疗机是中医熏洗疗法的新创举。

2. 治疗机理

（1）热效应作用 蒸汽仪加热后喷雾出来的气体，具有热力作用，能促进血液循环，使氧离曲线右移，有利于氧合血红蛋白释氧，增加皮肤代谢功能。

（2）冲击力作用 喷射出的热蒸气具有一定的冲击力，使皮肤轻微振动，产生按摩功能，同时有利于皮肤对水分子、氧离子、营养物、药物等物质的吸收。

（3）低渗作用 根据渗透压原理，蒸汽与皮肤细胞间存在渗透压差，使蒸汽分子向皮肤细胞内渗透，补充皮肤水分，使皮肤滋润及强力增强。

（4）臭氧作用 臭氧发生器可产生臭氧（负离子氧），具有杀菌、消毒、去污、增氧作用。

（5）紫外线作用 紫外线灯管可产生紫外线，具有杀菌消毒及促进黑色素形成作用。

（6）药物作用 根据病种及证型，可在多孔筛板上放置用布袋装的中草药，或在机器上放置一杯果汁、牛奶、中药药汁等，起到治疗作用。

（《现代名医证治丛书·皮科临证心要》）

七、熏条疗法

【适应证】

神经性皮炎、慢性湿疹、扁平苔藓、皮肤淀粉样变性、局限性瘙痒疹、结节性痒疹。

【禁忌证】

局部有炎症或渗脂者。

【方法】

1. 熏条配制法 苍术 15g，大枫子 30g，苦参 15g，防风 15g，白鲜皮 30g，五倍子 35g，松香 20g，鹤虱草 20g，黄柏 15g，艾叶 15g。上药研碎成粉，加少许面粉及水，调成稠糊状，做成圆条状，约手指粗细，阴干待用。

2. 熏条点燃冒烟，火头与皮疹的距离以患者自感温热为度，每次30分钟。

3. 熏烟完毕，局部可贴胶布、黑豆馏油硬膏、慢性皮炎硬膏、伤湿止痛膏等。

4. 每天1次，10次为1个疗程。

【按语】

1. 熏条疗法与艾条疗法相似，但疗效更佳。

2. 仍剧痒者，加润燥止痒胶囊或金蝉止痒胶囊口服。

（《中医皮肤科临床手册》）

八、手足癣三联疗法

【适应证】

鳞屑角化型手足癣。

【禁忌证】

手足部有炎症性皮肤病者。

【方法】

1. 熏洗剂的配制　青皮、青木香、大枫子、明矾、地骨皮、红花、花椒、苦参、五倍子、皂角刺、丹参、黄柏、贯众各10g，独头蒜3个，陈醋1500mL，浸泡24小时后再煮沸，滤渣存汁，装瓶待用。

2. 酊剂的配制　苦参、黄柏、栀子、百部、蛇床子、芦荟、黄精、葛根、逍遥竹、绞股蓝各20g，75%酒精2000mL，浸泡1周后去渣，入冰片粉10g，水杨酸粉100g，振荡均匀后，装瓶备用。

3. 膏剂的配制　全蝎20g，蜈蚣、地龙各10g，马勃15g，入凡士林500g内，加温将药煎至枯黄，即刻滤渣，加入药粉（五倍子、白及、石榴皮、炮山甲、三七、红花、地骨皮、细辛、黄芩、煅石膏各等份）60g，搅匀成膏备用。

4. 患者每日来治疗室2次，取坐位，先用熏洗剂熏泡患处20分钟，再外搽酊剂 1 遍，待干后，擦药膏 1 遍。

5. 每日 2 次，20 天为 1 个疗程。

【按语】

1. 愈后 1 个月内，每周再来治疗室熏泡病手病足 20 分钟，以防复发。

2. 方便患者，疗效较佳。

（《皮肤病中药外用制剂》）

九、痒症熏药疗法

【适应证】

神经性皮炎、慢性湿疹、皮肤淀粉样变性、皮肤瘙痒症等。

【禁忌证】

病灶有炎症感染者等。

【方法】

1. 熏药药粉的配制　苍术、黄柏、苦参、防风各 15g，大枫子、白鲜皮各 30g，松香、鹤虱草 12g，五倍子 15g，共碾粗末，装瓶密封备用。

2. 临用时用较厚的草纸卷入上述药粉成纸卷，即成熏药卷。点燃后用烟熏皮损处，温度以患者能耐受为宜，每次 15～30 分钟。

3. 每日 1～2 次，15 天为 1 个疗程。

【按语】

1. 方法简便，易于推广。

2. 熏完后，往往会出现一层油脂（烟油），不要立即擦掉，保持时间越久，治疗作用越好。

（《赵炳南临床经验集》）

十、子油熏药疗法

【适应证】

银屑病、鱼鳞病、皮肤淀粉样变性等。

【禁忌证】

病灶处无炎症者。

【方法】

1. 子油熏药粉的配制 大枫子、地肤子、蓖麻子、蛇床子、祁艾各 30g，苏子、苦杏仁各 15g，银杏、苦参子各 12g。共碾粗末，装瓶密封备用。

2. 熏药卷的制作 草纸上撒一层药粉，平整卷起成卷烟状，即成熏烟卷（条）。

3. 点燃熏烟卷，药烟熏于皮损，距离以患者温热舒适为度。每次 15～30 分钟。

4. 每日 1～2 次，15～20 天为 1 个疗程。

【按语】

1. 本法具有软坚润肤，杀虫止痒的作用，故对角化过度和瘙痒性皮肤病疗效明显。

2. 防止烧伤。

3. 应坚持治疗，否则难以治愈。

（《赵炳南临床经验集》）

第二节 技术要求

一、药品、器械、物品的准备

1. 药品 各种湿敷剂（5%甘草水、3%黄柏溶液，1%黄连溶液等），熏洗药袋（散），中成药冲洗剂（洁身纯、洁尔阴、皮肤康等），专病喷雾药袋（银屑病熏汽剂、玫瑰糠疹熏汽剂等），熏药粉（卷）等。

2. 器械 阴道冲洗器、阴道喷雾器、奥桑蒸汽仪、颜面喷雾器、负离子喷雾器等。

3. 物品 电水壶、木盆、脸盆、纱布湿敷垫、毛巾、脱脂棉花、木夹子、坐浴器、专用足架等。

二、注意事项

1. 遵守中医辨证施治原则，对病对证对症选择治疗方法。

2. 诊断明确，中药正宗，方法正确。

3. 防止烫伤，勿受凉、劳累。

4. 每项技术有一定的疗程，完成疗程后才能观察效果，防止中断治疗。

5. 可配合中西药物疗法。

第四章　针灸治疗技术

第一节　技术项目

一、针刺疗法

【适应证】

荨麻疹、湿疹、瘙痒症等。

【禁忌证】

出血性疾病、心血管疾病等。

【方法】

1. 强刺激　又称泻法。进行深度或弧度捻转，有强烈的针感。

2. 中刺激　即平补平泻法。全身穴位都适用。

3. 轻刺激　又称补法。患者有轻度针感即可。

4. 取穴　皮肤病常用穴位有合谷、曲池、血海、风市、肺俞、肾俞、足三里、三阴交、长强、阿是穴等。如遇特殊需要，可局部取穴，或循经取穴，或全身取穴。

【按语】

1. 针灸是中医学的重要组成部分，其内容包括经络、腧穴、针灸及治疗等，皮肤科应用极为广泛，效佳。

2. 每种皮肤病，可采用的针灸疗法极多。

如荨麻疹：

（1）针灸处方：曲池、合谷、血海、委中、膈俞、天井，毫针刺用泻法。

（2）皮肤针处方：曲池、风门、风府、委中、肺俞、三阴交、合谷。

（3）耳针处方：肺、下屏尖、枕、神门、脾、平喘，捻转中强度刺激。

又如带状疱疹，针灸处方：

（1）曲池、合谷、支沟。

（2）血海、三阴交、太冲。

两组交替使用，提插泻法。

（《中医皮肤科临床手册》）

二、耳穴疗法

【适应证】

瘙痒症、银屑病、扁平疣、斑秃、过敏性皮肤病。

【禁忌证】

耳部有湿疹等病灶者。

【方法】

1. 耳穴部位皮肤常规消毒。

2. 刺激方式　即耳针刺：割耳法、耳埋针、耳埋药、耳埋丸（中药王不留行），以上任选一种，埋针或埋丸需用胶布贴牢固定。

3. 治疗操作

（1）耳椒疗法

主治：扁平疣。

药物：黑胡椒籽，研磨成细粉，装瓶密封，消毒后备用。

方法：患者取卧位或坐位；先将双耳的对耳轮上脚或下脚皮肤用酒精消毒；用手术刀片于双耳各划一个 5～10mm 大小的切口，以微出血为度，撒上椒粉少许，盖以消毒药棉，外覆胶布固定。

每 3 天 1 次，10 次为 1 个疗程。

（2）耳甲疗法

主治：银屑病。

药物：穿山甲 10g，冰片 5g，黑胡椒 85g，共研细末，过 80～100 目筛后混匀，装瓶，消毒后备用。

方法：取双耳支点穴：阳溪（双）、大椎、解溪（双）；用酒精消毒，再用手术刀或三棱针划"一"字形或"十"字形切痕，以微量出血为度；撒上药粉少许，敷上棉片，胶布贴敷固定。

每周治疗1次，10次为1个疗程。

（3）耳泥疗法

主治：带状疱疹。

药物：取白胡椒细粉10g，去皮紫蒜20g，共置乳钵内，捣烂成泥，贮瓶密封备用。

方法：患者取坐位或卧位；对光找好两侧耳背静脉，皮肤常规消毒，以三棱针或手术刀尖点破静脉远端，令出血5~12滴，用无菌干棉球盖之即可；继而在同一侧耳轮脚凹陷处消毒后，采用手术刀轻轻划破表皮，以不出血为宜，再将豆瓣大一块"胡椒泥"放在小方块胶布上，贴于伤口处。

每2日治疗1次，5次为1个疗程；双耳交替治疗。

（4）耳麻疗法

主治：痤疮。

药物：麻黄20g，滑石30g，硼砂10g，雄黄20g，薄荷脑5g，共研细末，装瓶备用。此品称耳麻散。

方法：取穴：主穴为内外肺，配穴为神门、肾上腺、皮质下、内分泌；耳穴常规消毒，右手持刀片，以刀尖划破上述穴位，皮肤出血少许，将蘸有耳麻散的干棉球敷压在耳穴上，贴上胶布固定，2~4小时后取下。

每3天割治1次，4次为1个疗程。

血小板减少者、耳穴处有皮肤病者禁用；如痤疮严重时，可服痤疮煎（金银花30g，连翘20g，黄芩12g，赤芍10g，桔梗9g，野菊花15g，当归12g，川芎12g，牛膝9g）。

（5）耳炭疗法

主治：银屑病。

药物：艾叶、血余炭、野菊花、马齿苋、地榆、苦参、蛇蜕、大枫子、乳香、没药各100g，共煅为炭粉，称为耳穴炭粉。

方法：患者取坐位或卧位；取耳部的肺、心二穴，常规消毒后，用手术刀尖划一长 2～3mm 的小口，使之微有出血；随即把药炭粉涂于切口处；再置无菌棉球并用胶布固定，使药物不致脱落。

每周割敷 1 次，5 次为 1 个疗程。

（6）耳冰疗法

主治：痤疮。

药物：冰片 5g，白胡椒粉 15g，紫皮独头蒜 20g，均放入 25% 酒精中浸泡 10 分钟后取出，在加热消毒过的乳钵中捣碎成糊状备用。

方法：耳部取穴：主穴为肺、内分泌、子宫、胃，配穴为肝、肾上腺，以及病变部位的耳穴；取主穴 1 个，配穴 2 个，穴位常规消毒，用三棱针划破表皮以微出血为度，将药糊敷于划痕上，外用胶布包贴。

双耳交替应用，每日 1 次，10 次为 1 个疗程。经期、孕期禁用。

（7）耳黄疗法

主治：银屑病。

药物：雄黄、冰片各 5g，胡椒粉 5g，大蒜 1～2 头。先将前二味药研成细末，加入胡椒粉和匀，将大蒜洗净去皮捣成泥状，与前三味混匀，调成黏稠糊状，装入瓶内备用。

方法：取双耳背中点，皮肤消毒后，用手术刀尖划破 5～7mm 长，勿深，以不伤及软骨膜为限；少许出血后，用消毒棉球擦干血液；取少许药物放在刀口上，然后用 2cm×2cm 大小的胶布覆盖。

每 3 天 1 次，10 次为 1 个疗程。

（8）耳刺疗法

主治：神经性皮炎。

药物：蜈矾油剂：干蜈蚣粉、枯矾粉各 50g，加入芝麻油 100mL，调成油膏即成。

方法：先在皮损处消毒，用梅花针对患处由内至外，由轻至重叩打，见有微血渗出，拔上火罐，约 5 分钟后起罐；后用干棉球拭去污血，用能量康复器照射 30 分钟（如无，可用艾条施灸）；灸后涂敷蜈矾油剂；最后取双侧耳背近耳轮处的静脉血管一根，割刺放血，5 日内勿沾水，以防感染。

每日 1 次，割耳每周 1 次，30 天为 1 个疗程。

【按语】

1. 耳穴疗法是中医传统的特色疗法，现已有新的发展。

2. 本法对扁平疣、神经性皮炎等确有显著疗效。

(《现代名医证治丛书·皮科临证心要》)

三、足穴疗法

【适应证】

斑秃、痤疮、雷诺病、疖肿、丹毒、鹅口疮、足癣、口疮等。

【禁忌证】

足部急性湿疹皮炎，糜烂、渗脂、溢脓等。

【方法】

1. 斑秃

(1) 按揉足底中部、足底后部、踇趾腹部三个反射区，每区 5~10 分钟，每日 2 次。

(2) 维生素 B_{12} 针剂 0.5mL，注射足太溪穴，每日 2 次，15 天为 1 个疗程。

(3) 配制：桑白皮 10g，枸杞子 6g，黄芪 6g，何首乌 6g，骨碎补 6g，侧柏叶 6g，红辣椒 6g，加 75% 酒精 300mL，浸泡 1 周后，滤渣存酊，名为"斑秃灵"。外搽脱发斑块处，每日 2 次，药渣少许敷贴涌泉穴，外包，每日 2 次。

2. 痤疮

(1) 按揉足底后部、足底前外侧部，每区 5~10 分钟，每日 2 次。

(2) 配制：大黄、肉桂、黄柏、枇杷叶、桑白皮各 10g，研成细粉，名为"痤疮贴粉"。每次取 1g，贴敷足涌泉穴，外包，每日 2 次。

3. 雷诺病

(1) 按压反射区，即足底后部、中部、踇趾腹部，每区 5~10 分钟，每日 2 次。

(2) 利血平针剂 0.125mL，注射足太溪穴，每日 1 次（1 穴），10 天为 1 个疗程。

（3）配制：当归、丹参、桂枝、细辛、红花、通草各 10g，煎水，温热浸泡足部，每次 30 分钟，同时取药渣少许敷贴足涌泉穴，外包，每日 2 次。

4. 疖肿、丹毒（早期）

（1）按揉足底后内侧及足背上部，每区 5 分钟，每日 2 次。

（2）双黄连针剂 0.3mL，足昆仑穴注射，左右交替，每日 1 次，15 天为 1 个疗程。

（3）配制：紫草、黄连、连翘、穿心莲各 10g，共研细末，加凡士林 200g 配成 20% 软膏，取膏贴敷于足涌泉穴，每日 2 次。

5. 小儿鹅口疮

（1）足穴散配制：蓖麻子、吴茱萸各 30g，大黄、制南星各 6g，共研细粉，过筛后瓶装备用。

（2）用法：将药粉少许用鸡蛋清调搅成糊状，于每晚临睡前贴敷于足涌泉穴处，用胶布固定，外包，第二天早晨去掉。

上药 1 料，分 5 次贴完，15 次为 1 个疗程。

6. 足保健

（1）本法主要可用于防治足癣、足部皲裂症、足跟痛、胖胀、冻疮等。

（2）配方：人参 10g，当归 20g，红花 10g，川椒 10g，荷叶心 10g，明矾 10g，玄参 10g，丹参 10g，黄芪 10g。

（3）制法：诸药加水 1000mL，文火久煮，浓缩成 50mL，药水及药渣均留存备用。

（4）用法：脚盆内放本品 50mL，兑入温水约 1000mL（稀释为 1∶20），双足浸入药水中浸泡，同时，双足相互搓洗，并用于按压各处穴位（如太冲穴、涌泉穴、内庭穴、侠溪穴、昆仑穴等），每次半小时。药渣少许敷贴涌泉穴，每晚 1 次，30 天为 1 个疗程，有防病健身作用。

7. 口疮

（1）口疮贴粉的配制：大黄 40g，吴茱萸 30g，胡黄连 20g，天南星 20g，共研极细末，贮瓷瓶内备用。

（2）临用时，取贴粉 20g，加入米醋调成糊状，贴敷于足涌泉穴处，上盖塑料纸，用胶布固定，次日清晨去掉，再贴。

每日 1 次，10 天为 1 个疗程。

【按语】

1. 足穴疗法，我国历代早有记载，《脉法》云"暖足"，《黄帝内经》云"取于足"，《寿世保元》称"灸涌泉穴"等，本疗法具有鲜明的中医特色。

2. 理论

反射学说：认为足是全身上下内外器官组织的缩影，足部的穴位及反射区有敏感区点，故而刺激足穴可促进皮肤组织的新陈代谢。国外有学者称"足是人体的第二心脏"。

进化学说：人从猿进化而来，主要是"手"与"脚"的分工，因此"脚"是人的标志、人的焦点，所以治足防病在国内外已形成为一种新的疗法。

3. 应用　除治疗斑秃等有效外，"足保健"还有突出的防治作用。

4. 展望　目前国内已报道 137 个足敏点（65 个足穴、72 个反射点），尚需更进一步加强基础与临床研究。

（《现代名医证治丛书·皮科临证心要》）

四、灯火疗法

【适应证】

小儿暑疖、成人头部慢性毛囊炎等。

【禁忌证】

枕后穴位有脓皮病者。

【方法】

1. 取穴　瘈脉、风池，穴位处用酒精消毒。

2. 取灯心草一段，蘸上植物油（豆油）点燃灸穴，使穴位处发出"叭"或"喳"的响声，穴位上见有芝麻大小的小水疱即可。

3. 灸后，穴位处外涂 2% 甲紫。

4. 每次只灸 1 侧，3~5 天后可灸另一侧。

5. 10 次为 1 个疗程。

【按语】

1. 本法为民间疗法。

2. 可配合外搽紫草油，内服黄柏胶囊治疗。

（《现代名医证治丛书·皮科临证心要》）

五、贴脐疗法

【适应证】

荨麻疹、瘙痒症、痒疹、湿疹、色斑、银屑病等。

【禁忌证】

神阙穴有炎症、渗液等。

【方法】

1. 贴脐Ⅰ号疗法

主治：荨麻疹、瘙痒症、痒疹、丘疹性荨麻疹、泛发性神经性皮炎等。

药物：脐药Ⅰ号（即祛瘀散方）：红花、桃仁、杏仁、生栀子各100g，冰片1g。前四味药各研极细粉，加入冰片粉，充分混匀，瓶装待用。

方法：

①临用时取脐药Ⅰ号粉与凡士林或蜂蜜（按3∶7比例）调成糊状；

②用棉签蘸糊剂少许，直接填入脐内；

③再用直径为2cm的方形小纱布覆盖，外贴胶布条固定；

④每天换药1次，7天为1个疗程；

⑤填脐后脐部可出现瘀血斑，出现早的疗效快而佳，反之则缓而差。本疗法副作用较少，应用亦多。

2. 贴脐Ⅱ号疗法

主治：小儿湿疹。

药物：脐药Ⅱ号（即消风导赤散方）：生地黄、赤茯苓各15g，牛蒡子、白鲜皮、金银花、薄荷、木通各10g，黄连、甘草各30g，荆芥、肉桂各6g。上药各研极细粉，充分混匀，瓶装备用。

方法：

①小儿仰卧、暴露脐中，用75%酒精棉球拭去浮污；

②用小药匙取脐药Ⅱ号粉2~4g，填脐上，用小纱布块覆盖，胶布条粘贴，再加绷带固定；

③每日换药1次，7天为1个疗程；

④小儿湿疹严重病久者，可配合外用疗法。如渗脂者，用黄连粉干撒；渗脂减少时，用芝麻油调黄连粉为油糊状，外搽，每日3次。

3. 贴脐Ⅲ号疗法

主治：妇女颜面色素沉着斑。

药物：脐药Ⅲ号：乳香、没药、穿山甲、葛根、山楂、厚朴各100g，桂枝、甘草各30g，白芍150g，冰片15g。

山楂、葛根、甘草、白芍加水煎煮2次，合并煎液，浓缩成膏；穿山甲、厚朴、桂枝共碾成极细末；乳香、没药共溶于95%酒精中，过滤去渣存液。以上三者混合、烘干、研成极细粉，加入冰片粉，充分混匀后放入瓶中待用。

方法：

①仰卧，先将肚脐用温开水或75%酒精洗净擦干；

②取脐药Ⅲ号0.2g敷于脐窝中；

③上盖小纱布块或卫生纸块，再用胶布固定；

④3~5天1次，90次为1个疗程；

⑤用药期间，脐部注意防水。

4. 贴脐Ⅳ号疗法

主治：黄褐斑。

药物：脐药Ⅳ号：乳香、没药、穿山甲、葛根、山楂、厚朴、鸡血藤、桂枝、甘草、细辛、白芍、冰片各100g。各研极细粉，充分混合，装玻璃瓶内密封待用。

方法：

①仰卧，清洗脐穴待干；

②取脐药Ⅳ号粉0.2g敷于脐窝中，用纱布覆盖，胶布固定；

③3~5天1次，90次为1个疗程；

④患者要防晒，禁用化妆品，多食蔬果，适当休息，调理月经等。

5. 贴脐Ⅴ号疗法

主治：银屑病。

药物：脐药Ⅴ号（即加味升麻葛根汤方）：升麻9g，葛根30g，赤芍10g，生地黄 30g，大枫子 9g，丹参 9g，甘草 9g，水牛角粉 9g，冰片 6g。各研极细粉，混匀装瓶备用。

方法：

①仰卧，露脐，洗净擦干；

②将脐药Ⅴ号药粉 0.2g 填入脐眼内，再贴上肤疾宁贴膏固定；

③每 2 天 1 次，30 次为 1 个疗程。

6. 贴脐Ⅵ号疗法

主治：小儿口腔溃疡。

药物：脐药Ⅵ号：细辛 30g，米醋 80mL，甘油 20mL，调成浓糊状，瓶装备用。

方法：

①抱卧，露脐，清洁，擦干；

②将脐糊直接敷于脐部，外用胶布固定；

③每日 1 次，5 次为 1 个疗程。

【按语】

1. 贴脐疗法，又称填脐疗法、敷脐疗法，简称"脐疗"。

2. "脐中"穴，又称"神阙"穴。古书记载，此穴不宜针刺，可隔盐灸或温灸。古人认为此穴有调节人体的气机，加强防御功能，促进人体内环境的调整作用而达到治病的目的。

（《现代名医证治丛书·皮科临证心要》）

六、针拔疗法

【适应证】

局限性神经性皮炎、局限性慢性湿疹。

【禁忌证】

晕针患者、出血性疾病患者、孕妇等。

【方法】

1. 病灶部皮肤常规消毒。

2. 用梅花针（七星针）做弹刺法，熏刺皮损，通常由内向外，使皮损稍微出血。

3. 将准备好的罐子（竹制、陶质、玻璃均可），采用贴棉法（或投火法、闪火法均可），立即压吸在皮损上，吸力强的可达 10 ~ 15 分钟，吸力弱的可达 3 ~ 5 分钟，并按常规起罐。

4. 每 2 日 1 次，10 次为 1 个疗程。

5. 起罐后如皮肤颜色红紫，可用纱布包好，以防皮肤擦破。

【按语】

1. 1 个疗程即可有效，可连做 2 ~ 3 个疗程。

2. 治疗后可配合外搽丹皮酚软膏、老鹳草软膏、地奈德乳膏等。

（《现代皮肤病性病学》）

七、挑刺疗法

【适应证】

慢性毛囊炎、疖肿、痤疮、肛门瘙痒症等。

【禁忌证】

背部皮肤有脓皮病者。

【方法】

1. 患者取俯卧位或反坐在靠背椅上，暴露背部。

2. 皮肤治疗处用碘伏及酒精消毒。

3. 从第七颈椎至第五腰椎为止，两侧至腋后线，在此范围内不褪色之小丘疹，用注射针头挑刺，用力挤出 1 ~ 2 滴血为度，用干棉球擦干血液，再用碘伏消毒皮肤。

4. 隔日挑刺 1 次，10 次为 1 个疗程。

【按语】

1. 本法为民间疗法。

2. 治疗后皮损处可外用紫草油膏，或莫匹罗星软膏等。

（《现代皮肤病性病学》）

八、冬病夏治发疱疗法

【适应证】

银屑病（冬季型）。

【禁忌证】

穴位处有炎症者、药物过敏者。

【方法】

1. 发疱散的配制　黄芪 250g，防风、白术、丹参各 200g，研细末，装瓶备用。

2. 发疱酒的配制　乌梅、大枣各 750g，斑蝥 200 只，陈酒 500mL（酒量以能浸泡药物为度），每日搅拌 1 次，装瓶备用。

3. 穴位选择　双侧肺俞、心俞、足三里、血海、大椎等穴。

4. 用一只小玻璃杯，放入发疱散适量，倒入发疱酒，调成稠泥状，做成 5 分硬币大小的药饼，敷于穴位上，外用塑料纸及胶布固定。每次用 1～2 对穴位。

5. 一般 3 小时后去掉药饼，如局部疼痛或瘙痒，可提前去掉药饼，但敷药时间不得少于 1 小时。

6. 24 小时内敷药穴位处若出现红斑、水疱，则说明有效。

7. 每年初伏、中伏、末伏各治疗 1 次。第二年继续治疗，对预防银屑病（牛皮癣）冬季型的复发有一定的作用。

【按语】

1. 冬病夏治发疱疗法，又名"天灸"，目前应用广泛。

2. 一般 1～3 年连续治疗，防治作用明显。

（《皮肤病中药外用制剂》）

九、饼灸疗法

【适应证】

黄褐斑、色素斑。

【禁忌证】

脐部及脐周有炎症或湿疹者。

【方法】

1. 祛斑粉的配制　黄芪、当归、川芎、赤芍、羌活、白附子各100g，各研极细末，混匀瓶装备用。

2. 分型粉的配制　肉桂粉、大黄粉、冰片粉各100g，分别用玻璃瓶密封备用。

3. 患者仰卧于美容床上，循环按摩神阙穴周围。

4. 分型敷药

（1）气滞血瘀型：祛斑粉5～10g，加冰片1g；

（2）胃肠积热型：祛斑粉5～10g，加大黄粉2g；

（3）脾肾两虚型：祛斑粉5～10g，加肉桂粉2g；

药粉混匀后用少许温开水调成糊状，做成药饼填于脐中。

5. 药饼上置蚕豆大小的艾炷后点燃，至患者自感局部发烫时除去，此为1壮，每次灸3壮。

6. 灸毕后，即用2cm×2cm的塑料薄膜覆盖在药饼上，再用胶布固定。一般24小时后将药饼取下，如局部发痒者，可提前取下。

7. 每周2次，16次为1个疗程。

【按语】

1. 本法为中医按摩、艾灸、贴穴三联疗法。

2. 疗效尚佳，亦可配合口服八珍颗粒，外用珍珠霜。

（《皮肤病中药外用制剂》）

第二节　技术要求

一、药品、器械、物品的准备

1. 药品　多种自然灸疗贴、王不留行耳贴剂、刮痧油、刮痧乳、王不留行籽、绿豆、白芥子、灯心草、生姜片、温灸纯艾条、无烟艾条、各种中草药灸粉等。

2. 器械　针灸针（无痛全钢针灸针，0.5寸、1寸、2寸、3寸、5寸）、弹性刻度探穴器、浮针、埋线针、13头梅花针、三棱针、三元火针、贺氏火针、纯艾灸盆、不锈钢艾座、镀铜温灸器、灸架、竹火罐、橡胶火罐、可调式医用磁疗强力拔罐、新型真空拔罐器、牛角刮痧板（勺、梳）等。

3. 物品　针灸人体穴位模型（男性、女性）、头部穴位模型、耳部反射区模型、足部反射区模型、胶布、碘伏、药棉等。

二、注意事项

1. 用针刺与艾条防治皮肤病的针灸技术，其适应证广泛，疗效明显，操作简易，经济安全，可推广应用。

2. 《千金要方》云："先阳后阴，先上后下。"施灸时应遵循。

3. 针刺时应注意，饥饿、疲劳时，或孕妇、小儿，或血液病、眼周病、皮肤感染者禁用。

4. 发热患者及颜面、五官、大血管处等，不宜瘢痕灸。

5. 做好异常情况的处理及预防。如晕针、滞针、弯针、断针、血肿等。

第五章　理化治疗技术

第一节　技术项目

一、紫外线疗法

【适应证】

1. 化脓性皮肤病　毛囊炎、疖、痈、丹毒等。

2. 真菌性皮肤病　泛发性花斑癣、糠秕孢子菌性毛囊炎，以及顽固性的体癣、股癣、手足癣等。

3. 皮肤附属器疾病　斑秃、脂秃（脂溢性脱发）、痤疮等。

4. 其他皮肤病　玫瑰糠疹、慢性皮肤溃疡、冬季型银屑病、亚急性湿疹、白癜风、硬皮病、带状疱疹等。

【禁忌证】

1. 光敏感性皮肤病　红斑狼疮、日照性皮炎、卟啉病、夏季型银屑病、着色性干皮病等。

2. 高敏感性皮肤病　急性湿疹皮炎、红皮病、进行期银屑病等。

3. 内用或外用光敏性药物者　如磺胺药等。

4. 活动性肺结核、甲亢以及心肝肾功能不全者。

5. 最近经过放射线或同位素治疗的皮损患者。

6. 多毛症、黄褐斑等。

【方法】

1. 用"生物计量计"测量红斑量。

2. 全身性照射 距离 50~75cm, 1/4 生物剂量, 以后随病情需要逐渐增加剂量, 但距离固定不变, 每 1~4 日照射 1 次, 10 次为 1 个疗程。

3. 局限性照射 距离 25~50cm, 随病情需要可给低量 (1~2 个生物剂量)、中量 (3~4 个生物剂量) 和高量 (5~6 个生物剂量), 每隔 3~5 日照射 1 次, 10~12 次为 1 个疗程。

4. 照射时患者及工作人员均需戴防护眼镜, 防止发生结膜炎等。

5. 照射完整后, 原内用或外用药物可同时应用。

【按语】

1. 照射过量后, 可引起皮肤出现红斑甚至水疱, 严重时可有头痛、恶心、发热等反应, 等此类反应完全消退后, 再减量照射。

2. 作用机理

（1）杀菌作用 除直接杀菌外, 还有间接影响神经及内脏的功能, 起间接的抑菌作用。

（2）对表皮细胞的作用 小剂量 (亚红斑量) 可使表皮细胞增生, 大剂量 (强红斑量) 可使表皮脱落。

（3）对汗腺有抑制作用, 可使皮脂分泌稀薄, 易于排出。

（4）有镇痛、止痒和干燥作用。

3. 紫外线疗法与中医学中的日光浴有相似之处。

（《现代皮肤病性病学》）

二、红外线疗法

【适应证】

1. 化脓性炎症 如疖痈等。但急性期不能用, 因其可促进炎症的扩散。如使用时需合并应用清热解毒类中药或抗生素。故而多用于亚急性期或慢性期, 以及炎症已控制而硬结未消者。

2. 某些浸润性结节 如结节性红斑、硬红斑、结节性脉管炎、变应性血管炎、淋巴管 (结) 炎等。

3. 白癜风 局限性瘙痒症、顽固性伤口及溃疡面等。可与紫外线并用。

【禁忌证】

1. 传染病、高烧、活动性肺结核。

2. 出血性疾病、月经期。

3. 急性皮炎湿疹、急性炎症。

【方法】

1. 取站位或坐位。

2. 红外线灯与皮损的距离为 40~60cm，每次照射 15~30 分钟。

3. 每日 1 次，10 次为 1 个疗程。

【按语】

1. 防止感冒或烫伤。

2. 作用机理

（1）降低神经的兴奋性，故有镇痛及止痒作用。

（2）可深透组织，有抑菌及破坏毒素作用，促进炎症的消散。

（3）提高机体的细胞代谢，增强免疫力。

（4）反射作用，促进皮肤血管反应性充血。

（《现代皮肤病性病学》）

三、电按摩疗法

【适应证】

1. 皮肤神经炎，如股外侧皮神经炎等。

2. 神经功能障碍性皮肤病，如拔毛癖、捻皮癖、舔口皮炎、痒点、皮痛、灼痛、感觉异常等。

3. 斑秃、局限性硬皮病、偏面萎缩等。

【禁忌证】

局部皮损有渗液或化脓者。

【方法】

1. 取卧位或坐位。

2. 按病情选择不同的按摩头。

3. 打开开关，用按摩头接触皮肤，在皮损范围内，做上下左右线形移动。

4. 每次 15~30 分钟，10 次为 1 个疗程。

【按语】

1. 坚持治疗，一般 1~2 个疗程方有效。

2. 作用机理

（1）可使皮肤充血，有温热的感觉。

（2）改善皮肤营养，使皮肤具有弹性和光泽，增强皮肤的排泄和呼吸功能。

（3）能引起中枢神经系统的兴奋，改善抑制过程，具有镇静止痛或轻度兴奋作用。

（《现代皮肤病性病学》）

四、感应电热烘疗法

【适应证】

1. 神经性皮炎、慢性湿疹、扁平苔藓、皮肤淀粉样变性等。

2. 斑秃、脂溢性脱发、局限性斑片状银屑病等。

【禁忌证】

局部有急性渗出性或化脓性皮损。

【方法】

1. 先在皮损表面薄涂一层药物（疯油膏或煤焦油、松馏油、糠馏油、黑豆馏油，任选一种，但以疯油膏最佳）。

2. 打开感应电热吹风机的电钮（即理发用的吹风机），距离以患者感觉舒适为宜，向皮损处喷射热风，并可小范围移动。

3. 每日 1 次，每次 15~30 分钟，15~20 次为 1 个疗程。

4. 烘毕后保留药物，或叠瓦状贴敷纸型胶布。

【按语】

1. 本疗法具有热灸的相似疗效。

2. 作用机理

（1）热风本身具有止痒作用。

（2）热能使药物深入皮损内部，可促进药物吸收，增强药物疗效。

（《现代皮肤病性病学》）

五、红光蓝光疗法

【适应证】

1. 红光具有活血化瘀的作用，适用于药物注射后硬结、手术创伤、瘢痕痒痛、皮肌炎恢复期、斑秃、脂溢性脱发、早秃等。

2. 蓝光具有吸收镇静的作用，适用于急性或亚急性皮炎湿疹、带状疱疹、皮肤神经炎等。

【禁忌证】

传染病、发热、出血性疾病等。

【方法】

1. 取坐位或卧位。

2. 打开红光机或蓝光机开关，距离皮损处 5～20cm，使红光灯或蓝光灯照射于皮损上。

3. 每次照射 30～40 分钟，每日 1 次，20 次为 1 个疗程。

【按语】

1. 可配合内外用药治疗。

2. 作用机理

（1）红光具有温热散毒，活血化瘀的作用。

（2）蓝光具有镇静吸收，利湿止痒的作用。

（《现代皮肤病性病学》）

六、液氮冷冻疗法

【适应证】

1. 化脓性肉芽肿、寻常疣、盘状红斑狼疮、臭汗症（腋臭）。

2. 血管瘤、淋巴管瘤、寻常疣、跖疣、瘢痕疙瘩、皮肤癌等。

【禁忌证】

局部感染或渗出、神经表浅部位（如手指、颈部等处）、颜面部影响美容者。

【方法】

1. 采用液氮钢瓶（筒）或保温瓶备好液氮。

2. 根据条件及皮损情况，可采用三种方式冷冻。

（1）棉签法　用棉签蘸液氮后，直接压在皮损上，一般冻融 2 ~ 3 次即可。

（2）接触法　采用国产冷冻机，或小型冷冻器，选择形状大小不一的冷冻头子，直接压按于皮损处 1 ~ 3 分钟即可。

（3）喷射法　用冷冻器上小口型喷雾冷冻头子即可，一般可治疗皮损小、分布广的皮肤病。

3. 术后保持皮肤清洁卫生，如起水疱，外涂 2% 甲紫即可。

4. 如皮损未完全消除，3 ~ 4 周后可重做。

5. 半导体冷冻器亦可起到棉签法的效果。

【按语】

1. 术前应向患者或家长说明冷冻时会有疼痛，多数可耐受。

2. 治疗机理　利用制冷物质液体氮的低温，一般为 -196℃，作用于病变组织，使其发生坏死，从而达到治疗目的。

（《现代皮肤病性病学》）

七、氦氖激光疗法

【适应证】

1. 皮肤及黏膜常见病。

2. 带状疱疹、溃疡、唇炎、隐翅虫皮炎、冻疮、斑秃、血栓闭塞性脉管炎、甲沟炎。

【禁忌证】

眼周围皮肤病，以防激光射入眼睛。

【方法】

1. 患者取坐位或卧位。

2. 打开激光机开关（功率一般为 2～25mW），氦氖激光管内由前方圆孔射出橘红色光斑，对准皮损照射，一般距离为 30～50cm，时间为 15～30 分钟。

3. 每日 1～2 次，10 天为 1 个疗程。

4. 若采用氦氖激光光针治疗机，可取穴位治疗。

【按语】

1. 氦氖激光对于皮肤病的适应证较多，安全有效，特别是光针治疗机，又可行选穴治疗，适用于基层医疗院所。

2. 作用机理

（1）生长作用　加强血管、胶原及成纤维细胞的增生，促进组织创伤的愈合。

（2）刺激作用　刺激神经轴突及髓鞘的生长，加速神经肌肉装置的功能指数，促进正常化。

（3）代谢作用　可影响细胞膜的通透性和组织中的一些酶的活性。

（4）抗炎作用　增强巨噬细胞的活性，使丙种球蛋白（γ 球蛋白）和补体增加，改变抗生素对细菌的敏感性。

（5）免疫作用　可增加免疫细胞的转化作用，并可不同程度的调节体液免疫的功能。

（《现代皮肤病性病学》）

八、光化学疗法（PUVA）

【适应证】

1. 银屑病（寻常型、脓疱型）。

2. 白癜风、蕈样肉芽肿、特异性皮炎、色素性荨麻疹（泛发性肥大细胞增多症）、泛发性扁平苔藓、淋巴瘤样丘疹病、慢性苔藓样糠疹（滴状副银屑病）。

【禁忌证】

光感性皮炎、肿瘤、白内障、蔬菜日光性皮炎、光化物过敏者。

【方法】

1. 服药　内服8-甲氧基补骨脂素片（8-MOP），每片10mg，剂量按每千克体重0.5~0.6mg计算。

2. 照光　服药后2~3小时后，即可用"黑光治疗机"进行照射，照射剂量以达到皮肤轻度发红为限。

3. 疗程　每1~2天服药、照光各1次，10~20次为1个疗程。症状消除后，再做巩固治疗，每1~3周服药、照光各1次。

4. 若病损局限，可外涂1%（8-MOP）酒精溶液，涂药1~3小时后再照光。

5. 患者照光时应配戴护目眼镜，照光后应避免日晒。

6. 若近期有皮肤瘙痒时，可服抗组胺药物（地氯雷他定片或左西替利嗪片等）。

【按语】

1. 本疗法必须有正规设备及专业人员方可开展。

2. 制订照射方案，防止不良反应。

3. 作用机理

（1）8-甲氧基补骨脂素（8-MOP）是一种较强的光敏物质，它在吸收长波紫外线（UVA波长为0.32~0.4μm，又称黑光）光能后，可与表皮细胞内的DNA中的胸腺嘧啶基发生化学反应，形成光化合物，致使DNA合成受到抑制，核分裂活动减弱，细胞增殖受到影响。

（2）治疗恶性肿瘤的反应过程为：

$HPD + h\nu（光子）\rightarrow {}^3(HPD)$，

${}^3(HPD) + {}^3O_2 \rightarrow {}^1O_2 + HPD$，

${}^1O_2 + A \rightarrow AOX + {}^3O_2$。

（《医学美容实用技术学》）

九、浸浴疗法

【适应证】

1. 皮肤瘙痒症、泛发性湿疹、泛发性神经性皮炎、红皮病。

2. 天疱疮、鱼鳞病、毛发红糠疹、皮肤硬肿症。

【禁忌证】

心血管系统疾病、年老体弱者。

【方法】

1. 浸浴为水疗中的一种，应用方式可分为局限型（手浴、足浴、坐浴、半身浴等）及全身型（矿泉浴、药浴等）。

2. 药物放入水中即可。药物种类按病情需要而选择。

（1）米糠浴或淀粉浴：有收敛止痒作用。

（2）盐水浴（1%浓度）：有扩张血管，增加皮肤代谢的作用。

（3）高锰酸钾浴（1∶15000浓度）：有除臭杀菌作用。

（4）中药浴：有止痒（苦参、地肤子、防风、白鲜皮等）及清热（菊花、蒲公英、紫花地丁、黄柏等）作用。

3. 水温以36℃～39℃为宜，每次10～20分钟，10次为1个疗程。

【按语】

1. 浸浴疗法中的矿泉水，在边疆或山区民间常用于治疗皮肤病，各有特色，是一种大自然疗法。

2. 作用机理

（1）清洁作用　清除皮肤上的污物、代谢物或原有药物，可减少细菌感染，减少渗出物对皮肤的刺激。

（2）温度作用　温水浴（36℃～37℃）有镇静止痒作用，热水浴（30℃～40℃）有改善皮肤血循环，促进浸润吸收等作用。

（3）药物作用　药物放入水中，可加强药物均衡的吸收，发挥治疗作用，每种中草药或矿物质都有不同的防治作用。

（《现代皮肤病性病学》）

十、温泉疗法

【适应证】

1. 硫黄温泉　主治银屑病、慢性湿疹、脂溢性皮炎、泛发性神经性皮炎、鱼鳞病。

2. 盐酸温泉　主治慢性湿疹、鱼鳞病。

3. 明矾温泉　主治多汗症、下肢慢性溃疡。

4. 苦味温泉　主治瘙痒症、结节性痒疹。

5. 碳酸温泉　主治痒疹、扁平苔藓、疱疹样皮炎。

【禁忌证】

急性皮炎湿疹、真菌病、癌症、性病、发热等。

【方法】

1. 进入休息室休息 20 分钟，凡体温超过 37.5℃，脉搏超过 100 次者，不得入池。

2. 入池内，先取半坐位，心脏部位应在水位之上。

3. 时间　以发汗、自觉舒适为度，一般低温浴（37℃～38℃）30 分钟，中温浴（40℃～42℃）20 分钟，高温浴（43℃～45℃）10 分钟。

4. 出浴后应休息 30 分钟。

5. 每日 1～2 次，30～40 次为 1 个疗程，也可根据病种及病情而定。

【按语】

1. 浴中如有眩晕、心悸、发抖等副作用时，应停止治疗。

2. 如治疗 10～15 次未见好转，应改用其他疗法。

3. 作用机理

（1）温度作用　温水（37℃～40℃）可使皮肤毛细血管扩张，增强新陈代谢，清洁皮肤，增加皮肤的抵抗能力。

（2）机械作用　当全身皮肤浸在温水中，水的压力作用于皮肤，使皮肤受到锻炼，可增强皮肤的代谢功能。

（3）化学作用　常用的温泉有硫黄温泉、碳酸温泉、混合温泉、盐酸温泉、明矾温泉、苦味温泉等，其中以硫黄温泉最为常用。

(《现代皮肤病性病学》)

十一、超声波疗法

【适应证】

1. 慢性荨麻疹、瘙痒症、寻常型银屑病。

2. 硬皮病、汗腺脓肿、小腿溃疡。

3. 斑秃、神经性皮炎等。

【禁忌证】

1. 心血管疾病、五官部位疾病。

2. 肿瘤、肺结核病等。

【方法】

1. 采用超声波发生器（连续式或脉冲式），用法可采用固定法（换能头固定一处）或移动法（由水或油作为耦合剂）。

2. 面积在 $5cm^2$ 之内、强度在 $0.3 \sim 0.5W/cm^2$，时间不超过 5 分钟。

3. 每日 1 次，$19 \sim 20$ 日为 1 个疗程。

【按语】

1. 2 个疗程后无效，改换疗法。

2. 专业人员在岗管理。

(《现代皮肤病性病学》)

十二、石蜡疗法

【适应证】

1. 局限性硬皮病、斑秃、肢端萎缩性皮炎。

2. 痤疮、慢性溃疡等。

【禁忌证】

急性湿疹皮炎、局部感染。

【方法】

1. 局部剃毛、擦干。

2. 用熔点为 50℃ ~ 55℃ 的无水白色石蜡，在温箱里加热到 100℃ 时，维持 10 ~ 15 分钟，以达到消毒的目的。

3. 用毛刷将石蜡重复涂布于皮损上（温度为 60℃ ~ 70℃），约为 0.5cm 厚即可。

4. 盖上橡皮布保暖。

5. 每次 15 分钟，每天 1 次，10 天为 1 个疗程。

【按语】

1. 防止烫伤。

2. 作用机理

（1）石蜡作为热传导的介质，热的作用持久而深入。

（2）凝固后有压缩力，可调节病灶处的血液循环。

（《现代皮肤病性病学》）

十三、旋磁疗法

【适应证】

1. 结节性脉管炎、冻疮、多形红斑、虫咬皮炎、丹毒恢复期。

2. 带状疱疹、慢性溃疡、神经性皮炎、股外侧皮神经炎等。

【禁忌证】

外伤出血、疮疖溃烂或晕磁者。

【方法】

1. 采用旋磁机，电源接通后，即可调整电位器旋钮，选择适当转速进行治疗。

2. 可用 1 ~ 2 磁头，对准病灶或穴位（如血海、曲池、足三里、三阴交等穴）治疗。

3. 每次 5 ~ 10 分钟，每日 1 ~ 2 次，20 天为 1 个疗程。

4. 可配合其他磁疗方法同时进行，如服磁朱丸、磁水外洗、磁片贴敷等。

【按语】

1. 旋磁疗法是中医磁疗中的一种，应用方便，安全有效。

2. 作用机理

（1）利用旋转脉冲磁场，作用于经络起到调整作用，能恢复皮肤的生理功能。

（2）具有止痒、止痛、消炎、消肿的作用。

（《现代皮肤病性病学》）

十四、二氧化碳激光疗法

【适应证】

1. 疣类、鸡眼、结节性痒疹、化脓性肉芽肿。

2. 脂溢性角化病、色素痣、疣状痣、血管病、纤维瘤、皮肤癌等。

【禁忌证】

局部感染者、局麻剂过敏者。

【方法】

1. 取卧位，局部常规消毒，皮损四周用生理盐水纱布保护。

2. 皮损处用2%利多卡因或0.5%普鲁卡因溶液做局麻（先皮试）。

3. 采用国产二氧化碳激光机　旋转开关通电，如激光管内水流正常，可使用脚踏开关，令治疗器对准石棉板试火，正常后再行治疗。

4. 根据皮损需要，可采用碳化或切割。

5. 治疗后，外搽2%甲紫，每日1～2次。

6. 肿痛切除，边缘应扩大2mm左右为佳。

【按语】

1. 本法已应用普遍。

2. 防止光束射入眼睛，患者与术者都要戴防护眼镜等严加保护。

3. 如有肿痛，应做病检，应改为手术摘除术。

（《现代皮肤病性病学》）

十五、电烙疗法

【适应证】

各种疣或皮肤上的局限性良性新生物。

【禁忌证】

局部皮肤感染、局麻药物过敏者。

【方法】

1. 皮肤常规消毒、局麻。

2. 选择大小适当的电烙铁头子，待接通电源后，将电烙铁头子慢慢烧红待用。

3. 用电烙铁头子接触皮损，均匀破坏组织，深浅应适当，过浅者容易复发，过深者影响创口愈合。电烙后外涂2%甲紫溶液。

4. 术后创口保持干燥，1周内不可下水。

5. 皮损过多者，可分批电烙。

【按语】

1. 治疗前，应告知患者电烙铁头子烧红后不能接触，以免烫伤。

2. 治疗过程中，尽量不让患者观看治疗过程。

（《现代皮肤病性病学》）

十六、生物共振疗法

【适应证】

荨麻疹、湿疹、特异性皮炎等。

【禁忌证】

孕妇、出血、血友病、哮喘、体内有金属器（如钢板）或心脏起搏器、器官移植、昆虫叮咬、饮酒等。

【方法】

1. 德国百康（BICOM）测试仪一台。

2. 通电、打开开关，进行过敏源（变应原）测定（allaray onginal determination. AOD），打字机打印出结果。

3. 通电，打开开关，进行生物共振疗法（living resonance thatapy. LRT）。

4. 每周1次，可根据病情应用3~5次不等。

【按语】

1. 本疗法为一种新兴疗法，国内已有很多研究报告。

2. 过敏源解读　鱼类（鳕鱼、鳗鱼等）、谷类（荞麦、燕麦、黑麦、大麦、芝麻、小麦、酵母、麦胶蛋白等）、水果（榛子、核桃、蔗莓、醋栗、柚子、可可粉等）、杀虫剂、细菌、毒素（黄曲霉毒素、五氯苯酚、硫柳汞等）、金属（砷、铁、镉、汞等）、原虫、真菌、食品添加剂、混合物（药物、防腐剂、保鲜剂、化妆品等）、花草等。

3. 最常见的过敏原为　牛奶、小麦、大豆、鸡蛋、花生等。

（德国百康测试仪说明书）

十七、高压氧疗法

【适应证】

1. 慢性溃疡等。

2. 下肢静脉曲张综合征、雷诺病等。

【禁忌证】

出血性疾病、呼吸系统疾病、发热、孕妇等。

【方法】

1. 根据高压氧舱的设计指标，按规定操作。

2. 病变处治疗后仍配合原用药原则。

3. 每日 1 次，10 天为 1 个疗程。

【按语】

1. 治疗中注意防止副作用的发生　如减压病、氧中毒、气压伤等。

2. 作用机理　使动脉血中的氧分压增加，血液中物理状态氧亦会按比例增加，因此能改善组织内的缺氧状态，维持组织和细胞的代谢功能，从而恢复健康。

（《现代皮肤病性病学》）

十八、电解疗法

【适应证】

局限性多毛症。

【禁忌证】

局部化脓感染者、局部麻醉药物过敏者。

【方法】

1. 皮损皮肤常规消毒。局麻。

2. 将阳极板（铅板）用数层浸湿的纱布包裹，固定于患者的一侧肢体，或让患者用手握住。

3. 术者将阴极板（电解针）从一个方向刺入要破坏的组织内或毛囊口。缓慢旋转电位器，使电流达到 0.5～1mA，约经 1 分钟后，再旋转电位器，将电流减少，拔出电解针。

4. 按上述操作方法反复进行，直至皮损完全破坏为止。治疗后外涂 2% 甲紫即可。

【按语】

1. 治疗前检查器仪的完整性。

2. 治疗中如患者有不同程度的电极感，应停止治疗。

3. 作用机理

（1）利用平稳的直流电压在体内引起的化学变化而达到破坏和去除病理组织。

（2）作用原理在于阴极附近组织中产生氢氧化钠而破坏病理组织。

阴极：$Na^+ \rightarrow Na$　　$2Na + 2H_2O \rightarrow 2NaOH + H_2 \uparrow$；

阳极：$Cl^- \rightarrow Cl_2$　　$4Cl + 2H_2O \rightarrow 4HCl + O_2 \uparrow$

（《现代皮肤病性病学》）

十九、音频疗法

【适应证】

1. 瘢痕疙瘩、带状疱疹、血栓性静脉炎、股外侧皮神经炎、珍珠状阴茎丘疹、放射性皮炎。

2. 变应性血管炎、闭塞性脉管炎、硬皮病。

【禁忌证】

各种肿瘤患者、传染病、心脏病、孕妇、局部感染者。

【方法】

1. 将电疗仪接通 220V 的电源。

2. 打开电源开关，观察指示灯，如为红色，即可应用。

3. 将铅片用浸湿的生理盐水纱布包好，安放在适当部位，用鳄鱼嘴夹子夹好固定。

4. 用极性夹子夹在同一电极上，将皮损处放在电场中心。

5. 电极可用纱布包好，夹子可用脱皮管套上，并检查有无夹错或短路等。

6. 扭动 "输出调节" 旋钮，使电流表指针向右移动，直至患者感觉舒适为度。

7. 每次治疗需 20 ~ 30 分钟，每日 1 次，10 次为 1 个疗程。

8. 使电流指针旋转至 "0" 时，再关机。

【按语】

1. 术前做好仪器检查工作。

2. 1 个疗程见效后，可再行 2 ~ 3 个疗程。

(《现代皮肤病性病学》)

第二节　技术要求

一、药品、器械、物品的准备

1. 药品　油膏、滑石粉、煤焦油、松馏油、0.5% 普鲁卡因针剂，2% 利多卡因针剂、碘伏、酒精、拔筒药粉、8 - 甲氧基补骨脂素（8 - MOP）片剂及溶液剂等。

2. 器械　紫外线灯、红外线灯、生物计量计、电动按摩器、电吹风机、红光机、蓝光机、液氮治疗器、液氮钢瓶、半导体冷冻器、氦氖激光仪、二氧化碳激光仪、中长波紫外线治疗灯、超声波治疗仪、微波治疗仪、旋磁治疗仪、电解治疗仪、音频治疗仪、电烙治疗仪、护目眼镜、生物共振测试仪、高压氧舱等。

3. 物品　纱布、药棉、棉签、绷带、石棉板、温度计、钢卷尺、橡皮布等。

二、注意事项

1. 医者必须有高度责任心，防止事故发生。

2. 接到"理化治疗通知单"后，要详细了解病情，检查患处，并贯彻保护性医疗制度。

3. 理疗后应填写治疗观察记录，以便总结经验。

4. 爱护公共财物，注意保养好器械。

第六章　手术治疗技术

第一节　技术项目

一、修治疗法（修脚术）

【适应证】

跖疣、寻常疣、胼胝、鸡眼等。

【禁忌证】

皮肤有感染者、足骨畸形或瘢痕体质者。

【方法】

1. 坐位或仰卧位，但要将足部垫高至术者胸前（常用专用足架）。

2. 病损处先常规消毒、铺巾。

3. 先用片刀，与皮肤成15°角，将角质层肥厚部分削去。

4. 持轻刀，沿青线（病变组织与正常组织交界线，呈蓝青色）将病损切除。

5. 用条刀挖修病损的边缘及底部，清除残留病损组织，用75%酒精棉球擦净检查。

6. 用修脚粉（依沙吖啶与云南白药1∶500混合后即成）填入伤口内，用敷料包扎。

7. 3~4天换药1次，未完全治愈者，可再做一次。

【按语】

1. 术前，患足应在家中用温水、肥皂或沐浴露洗刷2次，以保持足部卫生。

2. 修治疗法即过去的修脚术，是民间流行的简单疗法（过去在澡堂中流行，现今仍有），本法是值得临床借鉴的新疗法。

（《现代皮肤病性病学》）

二、引流疗法

【适应证】

表皮脓肿已有脓液波动者。

【禁忌证】

脓液未成熟者。

【方法】

1. 局麻或不用麻醉。

2. 切口选择在局部隆起、波动明显和位置较低处，以利于引流。

3. 切口方向，在面部时应沿皮纹方向，在关节处宜做横型切口。

4. 切开皮肤后，用血管钳扩张皮肤切口，使脓液充分流尽。

5. 脓腔内放置中药药条或橡皮引流条，使脓液流出，外加敷料包扎。

6. 每天换药 1 次，先用 0.1% 黄连素溶液清洗伤口，如已无脓液流出，可用紫草油纱布包扎，外贴有孔胶布条固定，直至痊愈。

【按语】

1. 严重感染时可口服丹参酮胶囊、黄柏胶囊；疼痛时可口服肿痛安胶囊等。

2. 皮肤伤口完全长平后方可停止换药。

（《现代皮肤病性病学》）

三、划痕疗法

【适应证】

酒渣鼻赘疣期。

【禁忌证】

局部感染或赘疣过大者。

【方法】

1. 仰卧位，常规消毒，铺巾。

2. 在鼻翼两侧与鼻梁中部的两侧共四点，分别用利多卡因做局麻（先皮试）。

3. 用纱布保护好眼睛、外鼻孔。

4. 调节好"划痕刀"，刀刃的长度为 0.2～0.4cm（等于划破 3～5 张纸的厚度）。术者以执笔式持刀，在病灶处皮肤做横、竖、左右斜向的交替划痕。

5. 划痕后，用纱布先吸出血，再用紫草油或凡士林纱布条压迫止血，敷料包扎，用胶布固定。

6. 术后 3 天即可换药。

【按语】

1. 划痕术是中医划耳挤血疗法的延伸。

2. "划痕刀"应用正规产品。

（《现代皮肤病性病学》）

四、刮除疗法

【适应证】

寻常疣、丝状疣、指状疣、化脓性肉芽肿等。

【禁忌证】

病变处感染、渗出或易出血者。

【方法】

1. 先用 20% 三氯乙酸涂于皮损表面 2 分钟，术者用左手拇、食指固定基底部，右手持刮匙一次性刮除皮损。

2. 再涂 10% 三氯化铁溶液止血片刻。

【按语】

1. 本疗法方便有效，但需术者手法熟练。

2. 如为化脓性肉芽肿，创面可用三七止血粉或淀粉海绵止血，外加碘仿纱布包封。

（《现代皮肤病性病学》）

五、搔爬疗法

【适应证】

放线菌病、皮肤结核、化脓性皮肤病所致的慢性瘘管，久不愈合者。

【禁忌证】

多发性病灶、年老体弱者。

【方法】

1. 平卧位或侧卧位，皮肤常规消毒，铺巾，局麻。

2. 用探针测定瘘管的方向与深浅。

3. 用手术刀将瘘管外口切开，再用刮匙由外口进入瘘管内，由外向内，将管壁的坏死组织刮出。

4. 用洗疮器吸取5%黄柏溶液或生理盐水冲洗瘘管。

5. 由外口旋转引流条（橡皮管、橡皮条、纱布条等），但多数先用五五丹纸捻插入切口，脓腔缩小后改用九一丹纸捻，以上均用生肌玉红膏敷料包扎。

6. 每日换药1次，至愈。

【按语】

1. 五五丹　红升丹15g、煅石膏15g，共研极细末即成。

2. 九一丹　红升丹3g、煅石膏27g，共研极细末即成。

3. 纸捻做法　取棉纸顺其纤维方向，剪成宽窄不等之纸条，搓成长短不一、粗细不等之纸绳，在纸绳外涂一层新配制的已消毒的浆糊，然后再蘸以五五丹粉或九一丹粉阴干即可。

（《现代皮肤病性病学》）

六、皮肤良性肿瘤摘除疗法

【适应证】

皮肤体表良性肿瘤，体积极小者。

【禁忌证】

局部有感染者。

【方法】

1. 体位随肿瘤的部位而定。

2. 皮肤常规消毒，铺巾，局麻。

3. 切口方向应与皮纹一致，并与血管走向略平行，在关节及负重部位宜做横切口。

4. 逐层切开，确切止血，沿肿瘤表面钝性剥离，防止壁膜剥破。如有结缔组织索时，可用组织剪刀剪断。如有蒂根时，先在蒂根部位结扎后再切除，防止较粗血管出血。

5. 检查摘除肿瘤的完整性（放瓶内送病检），行止血、缝合、包扎。

【按语】

1. 肿瘤切除后，以常规做病检，以便明确肿瘤性质，告诉患者及时取病检报告单。

2. 切口的长度应为肿瘤宽度的 2～4 倍，以便于缝合。

（《现代皮肤病性病学》）

七、皮肤病理标本采集术

【适应证】

确定诊断和了解病情，以便于诊治。

【禁忌证】

腋窝及腹股沟处皮损、血管性或血液性疾病的难愈皮损处禁止采取皮肤标本。

【方法】

1. 先用甲紫在手术部位画一条线，作为标记，防止局麻后找不到皮下小囊肿等。

2. 皮肤常规消毒，铺巾，局麻。

3. 做弧形切口，两端必须对齐。组织标本应规范（深度、长度、宽度等），标本放入瓶中送病检。

4. 切口缝合，5～7 天后拆线，面部 2～3 天后可拆线。

5. 若怀疑可能为黑色素瘤时，切口需大而深。

【按语】

1. 标本应包括正常组织与病损组织，以便对照。

2. 水疱、脓疱、病原体标本应切取早期损害；非特异性皮损应切取晚期损害。

3. 也有医院采取 3~6mm 的活体钻孔器技术。

4. 皮肤科医师应掌握"皮肤病理学"，方能做到确切诊断及治疗。

（《现代皮肤病性病学》）

八、鸡眼切除疗法

【适应证】

鸡眼一般治疗无效时，可考虑手术。

【禁忌证】

局部有感染者、有器质性病变者。

【方法】

1. 平卧位，病灶处常规消毒，铺巾，局麻。

2. 沿鸡眼边缘稍外侧，做棱形切口。

3. 用有齿镊子将鸡眼一端先提起，连根底部切除，其中基底白膜（乳白色坚韧膜样物）应切尽。

4. 用三角针缝合切口，敷料包扎。

5. 5~7 天后观察伤口愈合情况，先拆一针，之后逐日拆完，以防伤口裂开。

【按语】

1. 术前一天，用高锰酸钾温水浸洗足部。

2. 缝合切口应牢固，防止伤口裂开。

3. 术后一周内病足部不能强行走路。

4. 消除鸡眼诱因。

（《现代皮肤病性病学》）

九、腋臭切除疗法

【适应证】

腋臭较重，经一般疗法无效者。

【禁忌证】

腋部皮肤感染者、瘢痕疙瘩体质者。

【方法】

1. 平卧位。患者上肢上举屈曲，手掌放于头枕部，面部偏转至对侧。

2. 剃除腋毛，皮肤常规消毒，铺巾，局麻。

3. 在腋窝有毛区做椭圆形切口，切口长轴与上肢长轴一致，切口大小根据有毛区大小而定，切开皮肤及皮下组织。

4. 用有齿镊子夹起皮瓣一端，再用手术刀沿皮下组织割除皮瓣，注意深浅适当，动作迅速。

5. 确切止血，检查汗腺组织有无残留。

6. 切口边缘皮肤，可与下层组织做钝性分离 0.3～0.5cm，以破坏切口处汗腺及减少张力。

7. 分层缝合，盖上敷料包扎。

【按语】

1. 第 7 天开始拆线。

2. 术中防止伤口过大，防止损伤腋动脉，防止切口感染。

(《现代皮肤病性病学》)

十、磨平疗法

【适应证】

文身、异物异色、点滴状色素痣。

【禁忌证】

局部皮肤感染者、局麻药物过敏者、瘢痕疙瘩体质者。

【方法】

1. 皮损及周围先用肥皂和温水清洗干净，再常规消毒，铺巾，局麻。

2. 用牙钻钢轮或特制的电动磨平器（转速为 3000~4000 次/分），推前退后的反复磨平皮损，直到真皮乳头层，再用手术刀片修平。

3. 用肾上腺素生理盐水纱布压迫止血后，再用凡士林纱布包扎。

4. 1~2 天换药一次，直至皮损长平为止。

【按语】

1. 换药时，若创面湿润多液，可涂 10% 鞣酸溶液 1 次，使其收敛干燥，再涂 10% 硝酸银溶液 1 次，然后包扎。

2. 术后应防止感染。

（《现代皮肤病性病学》）

十一、植疣疗法

【适应证】

扁平疣、跖疣（均为一般治疗而无效的顽固者）。

【禁忌证】

取疣处及上臂三角肌处皮肤有感染者。

【方法】

1. 选择较典型的新发皮损，经常规消毒后，先用刀片刮除疣体表面的角化组织，然后用小手术刀切除疣体 1~2 颗，放入生理盐水小瓶中保存。

2. 消毒上臂三角肌处皮肤，用利多卡因局麻，切开皮肤皮下组织，切口长 0.5~1.0cm，植入切下之疣体，切口缝合，覆盖消毒敷料，用胶布固定。

3. 8 天后可拆线。

4. 拆线后外搽消疣灵酊，百部、炉甘石、硼酸各 5g，雷锁辛、苦参、红花各 10g，75% 酒精 200mL，浸泡 1 周后过滤待用。

【按语】

1. 一定要遵守无菌操作的规范。

2. 为防止跖疣复发，术后除外用酊剂外，可用糖盐温水泡足，每晚 1 次（食盐 20g，红糖 20g，温水 3000mL）。

（《现代皮肤病性病学》）

第二节　技术要求

一、药品、器械、物品的准备

1. 药品　5%碘酊、碘伏、酒精、0.1%新洁尔灭溶液、10%福尔马林溶液、氨水、0.5%洗必泰（氯己定）醇溶液、利多卡因针剂、修脚粉、20%三氯乙酸溶液、10%三氯化铁溶液等。

2. 器械　修脚工具（片刀、轻刀、条刀）、手术刀、血管钳、缝针、缝线、划痕刀、探针、刮匙、电动磨平器等。

3. 物品　洗手毛刷、消毒洗手筒、医用消毒手套等。

二、注意事项

1. 注意手术适应证及禁忌证。

2. 了解患者有无药物过敏史。

3. 遵守无菌操作及手术规范。

4. 做好抢救的准备工作。

5. 术毕，告诉患者注意事项。

6. 按时换药及检查。

第七章　其他治疗技术

一、香袋疗法

【适应证】

丘疹性荨麻疹、虫咬皮炎、瘙痒症、螨皮炎等。

【禁忌证】

对中草药有过敏者。

【方法】

1. I号香袋（十味香袋）

主治：丘疹性荨麻疹。

药物：姜黄、香附、苍术、山奈、白芷、雄黄、硫黄、艾叶各 10g，丁香 19g。以上药物晒干或烘干，各碾成粗粉，加入冰片 1g，混匀分装。每只布袋内装 20g 药粉，备用。

方法：每年 4~6 月份或 10 月份左右，为本病高发期，常与虫叮咬有关，此时使用最佳。每个小儿发 2 袋，1 袋挂在胸前，或装在内衣口袋，1 袋放在床垫或枕头下方，具有明显的防治作用。一般每月更换 1 次。

2. II号香袋（中药香袋）

主治：丘疹性荨麻疹、虫咬皮炎、瘙痒症。

药物：蛇床子、丁香、白芷各 20g，细辛、苍术、艾叶、香附、雄黄、硫黄各 10g，冰片 5g。前九味药共研细粉，过 80~120 目筛，加入冰片混合。每只小布袋装 25g，置罐密闭待用。

方法：同 I号香袋。

3. Ⅲ号香袋（驱疫香袋）

主治：防治虫咬皮炎。

药物：松香、百部、艾叶、雄黄、葫芦巴、蛇床子、木香、菖蒲各100g，冰片10g。前八味中药碾成细末，过80目筛，加入冰片，混匀分装，25g装为1袋。

方法：同Ⅰ号香袋。

4. Ⅳ号香袋（防虫香袋）

主治：防治螨皮炎。

药物：苍术30g，百部30g，辣蓼30g，蛇床子30g，雄黄10g。上药应为干品，共碾成粗末。每袋装20g药粉。

方法：同Ⅰ号香袋。

【按语】

1. 香袋疗法，又称香包疗法，是从民间俗用疗法中演变而成，多与每年端午节挂香袋相似。

2. 各香袋的共同特点是：均为芳香性、挥发性、杀虫性、低毒性中草药组成，如香附、苍术、艾叶、雄黄、冰片、白芷等。实验研究也已证明这类中草药具有驱虫、杀虫、止痒等作用。

3. 除防治皮肤病外，目前在环境卫生、旅游礼品、野外工作等方面已在扩大其应用范围。

（《现代名医证治丛书·皮科临证心要》）

二、黑布药膏疗法

【适应证】

瘢痕疙瘩、疖痈毛囊炎初期、乳头状皮炎。

【禁忌证】

患处有湿疹皮炎等。

【方法】

1. 药方　老黑醋2500mL，五倍子860g，金头蜈蚣10条，蜂蜜180mL，梅花冰片3g。

2. 制法　黑醋熬开30分钟，入蜂蜜至沸，五倍子慢撒，边撒边搅（同一方向），文火成膏后兑入蜈蚣粉及冰片，搅匀即成。玻璃瓶中存用。

3. 外涂患处，约2～3mm厚，盖上黑布，2～3天1次。

4. 可连用10～15次左右。

【按语】

1. 炮制药物要按规范操作。

2. 不能用金属器皿装药。

（《赵炳南临床经验集》）

第二篇　相关研究报告

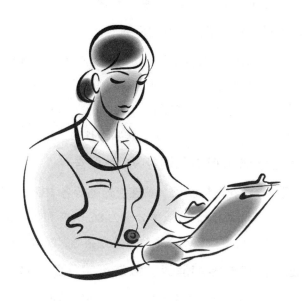

第八章 相关临床观察

一、拔罐与季德胜蛇药内外合用及特定电磁波治疗带状疱疹

治疗组采用拔罐、季德胜蛇药片糊膏外敷，TDP 照射及蛇药片内服，10 天见效，有效率为 100%。

[中国中西医结合皮肤性病学杂志，2007，6（2）：110]

二、自体疣包埋术治疗扁平疣 26 例

选择手背、前臂等处较大疣体为埋植物，选择左前臂屈侧上 1/3 处将埋植物埋入。3 个月后见效：20 例扁平疣者，痊愈 15 例；另 6 例伴有寻常疣者，痊愈 3 例。认为方便易行，安全有效，经济适用。

[皮肤病与性病，2007，29（3）：50]

三、中药保留灌肠治疗小儿湿疹 96 例报告

治疗组以金银花、槐花、地肤子、黄连、连翘等各 15g，水煎取液灌肠，每日 1 次，治疗 15 天、30 天两组的有效率分别为 86.02% 和 87.13%。

[中国中西医结合皮肤性病学杂志，2007，6（2）：103]

四、复方亚甲蓝注射液加消炎收敛洗剂治疗肛周瘙痒症 56 例

1. 复方亚甲蓝注射液（2% 利多卡因 10mL，注射用水 5mL，地塞米松 10mg，维生素 B_1 200mg，2% 亚甲蓝 2mL）局封。

2. 消炎收敛熏洗剂（蛇床子、地肤子、苦参、白鲜皮各 25g，黄柏 20g，薄荷 15g，枯矾、甘草各 10g，冷水浸泡 30 分钟，煮沸后再煎 10 分钟，取汁 300mL）对患处先熏后洗，每次 20 分钟。

3. 擦干后外涂冰黄肤乐软膏（中成药）。

4. 每日 2 次，7 天为 1 个疗程。

5. 结果 治愈率为 96.4%。

[上海中医药杂志, 2007, 41 (增刊): 179]

五、单珠毛囊移植治疗白癜风 33 例临床观察

1. 测定面积, 计算移植毛囊数。

2. 消毒局麻后, 于枕后取皮瓣至脂肪层, 缝合, 在显微镜下分离为单独毛囊。

3. 对白斑受区消毒局麻, 沿毛发生长方向制造微小切口, 将单珠毛囊植入。

4. 结果 23 例 (70%) 出现移植区色素恢复。

[中国中西医结合皮肤性病学杂志, 2007, 6 (2): 96]

六、梅花针加中药治疗寻常痤疮 50 例

1. 第一次取大椎、至阳, 用梅花针弹刺后拔火罐。

2. 第二次取身柱、筋缩; 第 3 次取神道、命门, 3 天 1 次, 3 次为 1 个疗程。

3. 痤疮煎剂 (鱼腥草、生地黄各 30g, 金银花 15g, 丹参 20g, 川芎 10g, 甘草 6g) 水煎服, 随证加减, 每日 1 剂, 日服 2 次, 10 天为 1 个疗程。

4. 结果 痊愈 20 例, 总有效率为 90%。

[云南中医中药杂志, 2007, 28 (10): 35]

七、皮肤针治斑秃 40 例

1. 用皮肤针行头皮局部叩刺。

2. 对颈椎 (1~7) 行网状刺激, 隔日 1 次, 10 次为 1 个疗程。

3. 配合服用六味地黄丸、养血生发胶囊、谷维素、胱氨酸等, 外搽乐肤液。

4. 治疗 1 个月后显示: 13 例痊愈, 5 例显效, 1 例有效, 1 例无效。

[江西中医药, 2007, 38 (9): 47]

八、针药并用治疗带状疱疹 50 例

1. 梅花针治疗 叩刺水疱出血, 拔火罐, 照射特定电磁波, 每日 1 次。

2. 中药 肝经郁热型用龙胆泻肝汤化裁; 脾虚湿蕴型用除湿胃苓汤化裁; 气滞血瘀型用桃红四物汤化裁。一般叩刺 2~3 次即愈。

[江西中医药, 2007, 38 (4): 60]

九、火针治疗带状疱疹

研究分为三组，结果提示火针组的痊愈率和止痛结痂时间均优于针刺组、西药组，差异有统计学意义。结论认为火针治疗带状疱疹疗效显著，止痛止疱结痂快，疗程短。

[福建医药杂志，2007，29（4）：124]

十、综合疗法治疗带状疱疹后遗神经痛的疗效观察

治疗组为：

1. 中药　柴胡、生甘草各10g，当归、桃仁、红花、延胡索、丹参各15g，白芍20g，穿山甲6g，生牡蛎、珍珠母各30g，水煎服，10天为1个疗程。

2. 腹针　主穴取"引气归元"（由中脘、下脘、气海、关元四穴组成）、滑肉门（患侧）、外陵，配穴应按症取穴，或取阿是穴，每日1次，10天为1个疗程。

3. 刺罐　梅花针在神经根及患处叩刺，再行拔罐，2日1次，5次为1个疗程。

4. 结果　总有效率为93.5%，优于对照组。

[实用中医药杂志，2007，23（9）：555]

十一、高频电刀冷冻联合治疗跖疣 86 例观察

采用高频电刀将跖疣增厚部分碳化切除，用液氮枪喷雾，解冻后反复2~3次，2周1次，3次后可见效，有效率为88.3%。

[中国中西医结合皮肤性病学杂志，2007，6（2）：66]

十二、苦黄汤熏洗治疗甲沟炎 36 例

苦参、大黄、栀子、黄芩、土荆皮各30g，金银花20g，加水1000mL，煮沸后倒入米醋200mL，先熏后泡洗。每剂用2天，每天3次，6天为1个疗程。

结果：痊愈32例，显效4例。

[湖北中医杂志，2007，29（5）：23]

十三、多功能电离子治疗仪治疗结节性硬化症面部皮疹

采用电离子治疗仪治疗5例患者，选择短火对丘疹性皮疹进行烧灼。结果：

全部治愈。

[中国麻风皮肤病杂志，2007，23（8）：715]

十四、三氯醋酸治疗睑黄瘤疗效观察

治疗组用棉签蘸取 33% 三氯醋酸（三氯乙酸）均匀点涂，每 2 周重复 1 次，至瘤体完全消失，术后外搽莫匹罗星软膏。

结果：6 周后观效，有效率为 97.73%。

[中国中西医结合皮肤性病学杂志，2007，6（2）：101]

十五、针刺加拔罐治疗慢性荨麻疹 36 例

主穴取膈俞、肺俞、心俞，配穴取血海、曲池、合谷、足三里。主穴不留针，起针后立即在针刺处拔罐，选择大号火罐，火力要大，留罐 15 分钟。配穴采用轻刺激，快速进行，以酸胀为得气，留针 30 分钟，2 日 1 次，10 次为 1 个疗程。疗程间隔 3 ~ 5 天。

结果：总有效率为 97.2%。

[现代中医药，2007，27（6）：31]

十六、温泉浴结合 NB – UVB 治疗寻常型银屑病疗效观察

治疗组共治疗 68 例，结果显示，治疗组有效率为 88.2%，且住院时间明显缩短（注：特定 UVB 为中波紫外线，波长为 290 ~ 320nm）。

[中国麻风皮肤病杂志，2007，23（8）：720]

十七、自拟消痤汤配合穴位埋线治疗寻常痤疮 60 例

治疗组：

1. 消痤汤　生地黄 15g，黄芩、牡丹皮、菊花、知母、生山楂各 10g，赤芍、桑白皮、枇杷叶各 12g，生石膏 30g，六月雪 20g，甘草 6g，随证加减，每日 1 剂，水煎服。

2. 穴位埋线　取双侧肺俞穴，消毒局麻，将 1 ~ 2mm 长的 2 – 0 号羊肠线插入 9 号骨穿刺头内，右手持针，朝脊柱方向斜刺入皮下，将羊肠线埋植于内，10 天 1 次。

3. 结果　治疗组总有效率为 93.33%。

[江西中医药，2007，38（10）：38]

十八、针灸配合中药外敷治疗寻常痤疮 123 例

1. 针灸　毫针刺患处，T 区（即额头和鼻子区）者加迎香、素髎穴；左面颊加合谷、曲池穴；右面颊加三阴交、行间穴；下颌加承浆穴，每周 2～3 次，10 次为 1 个疗程。

2. 外敷　丘疹型用鱼腥草 30g，白芷、连翘各 20g；脓疱型用黄芩 30g，黄连、黄柏各 20g；结节型用夏枯草 40g，昆布、桃仁各 20g；色素型用白芍、僵蚕各 20g，灯心草 5g，水煎取汁，用棉球浸药汁敷患处，每周 2～3 次，10 次为 1 个疗程。

3. 结果　总有效率为 95%。

［湖北中医杂志，2007，29（4）：50］

十九、中药汽疗仪熏蒸为主治疗皮炎湿疹的临床观察

把中药袋（六方藤、马齿苋各 40g，黄柏、地榆、苦参、丹参各 30g）放入中药汽疗仪锅中，开机后进行皮损局部治疗。

结果：有效率为 90.7%。

［皮肤病与性病，2007，29（4）：18］

二十、埋线配合自血疗法治疗寻常型银屑病 38 例

1. 埋线取穴　大椎、风门、肺俞等穴，将已配制的局麻液做局麻，用 12 号上颌窦穿刺针将 0 号羊肠线埋入，20 天 1 次，3 次为 1 个疗程。

2. 自血注穴　取足三里、手三里、三阴交等穴，将自血注穴，每周 1 次，20 天 3 次。

3. 结果　痊愈率为 86.8%。

［上海针灸杂志，2007，26（12）：29］

二十一、丹参酮配合中药面膜治疗痤疮 80 例

1. 口服丹参酮胶囊 4 粒，每日 3 次。

2. 面膜粉（白蔹、穿心莲、白及、白僵蚕、杏仁各 100g，十大功劳 120g，薄荷 40g，冰片 10g，乳香 80g，珍珠粉 20g，各研细粉调匀备用），按面膜常规操作，每周 2 次，连用 6 周。

治疗组有效率为 97.5%。

［皮肤病与性病，2007，29（4）：25］

二十二、中药熏蒸配合外用维生素 E 霜治疗老年皮肤瘙痒症

1. 熏蒸药 苦参、地肤子、蛇床子各 20g，徐长卿 15g，百部、防风、白鲜皮各 10g，红花 6g。

2. 将以上中药放入汽疗仪，自动熬药后熏蒸 15 分钟，再外用维生素 E 霜涂搽。

3. 每 2 日 1 次，6 天为 1 个疗程。连用 2~6 个疗程。

4. 结果 治疗组有效率为 100%。

[湖北中医杂志，2007，29（12）：38]

二十三、自血疗法治疗肛门瘙痒症 20 例

1. 采取自身静脉血 5mL。

2. 针刺足三里穴位，得气后将血液注射入双侧足三里穴，各 1mL，其余在肛门皮下做局部点状封闭。

3. 隔日 1 次，5 次为 1 个疗程。

4. 结果 治愈 8 例，基本治愈 7 例，显效 3 例，有效 2 例。

[云南中医中药杂志，2008，29（3）：62]

二十四、优化强脉冲光治疗色素性皮肤病的疗效观察

采用波长 515~1200mm 的脉冲（OPT）治疗仪治疗 162 例色素性皮肤病，3~4 次为 1 个疗程。

结果：总有效率达 96.91%，其中对雀斑、雀斑样痣、老年斑疗效显著。

[中华医学美学美容杂志，2008，14（1）：22]

二十五、高压氧在难愈创面治疗中的应用

高压氧组采用常规治疗，同时进行两舱四门的中型医用高压空气舱治疗，每日 1 次，10 次为 1 个疗程。

结果：高压氧组总有效率为 100%。

[新疆医学，2008，38（2）：91]

二十六、氦氖激光照射治疗带状疱疹后遗神经痛临床观察

采用氦氖激光仪照射，部位为脊髓后神经节区域和局部疼痛区域两个点，隔

日 1 次, 20 次为 1 个疗程。

结果: 治疗组共 32 例, 有效率为 96.88%。

[中国医学文摘·皮肤科学, 2007, 24 (5): 280]

二十七、多头火针治疗带状疱疹 35 例

1. 在疱疹处消毒, 取 1 枚多头火针在酒精灯烧至白炽状态, 借助火力迅速点刺疱疹的水疱部或红斑部, 针刺深度为 0.02 ~ 0.03mm, 间隔距离为 0.1cm。

2. 每天点刺 1 次, 连续 1 ~ 5 天。2 周后评效。

3. 结果 总有效率为 100%。

[福建中医药, 2008, 39 (1): 32]

二十八、杨氏贴棉灸治疗神经性皮炎临床观察

1. 针刺 皮损消毒, 用皮肤针叩刺至皮损微出血, 擦去血污。

2. 棉灸 用脱脂棉少许, 摊开成状如蝉翼的薄片 (不能有空洞), 相当于皮损大小, 覆盖于皮损上, 用火点燃, 令火一闪而过, 迅速燃完, 为 1 次。

3. 观察 2 日 1 次, 1 个月为 1 个疗程, 治疗组很少复发。

[辽宁中医杂志, 2007, 34 (5): 649]

二十九、微晶磨面联合中药面膜治疗寻常痤疮

治疗组先进行微晶磨面治疗, 再行中药面膜治疗, 每周 1 次, 8 周为 1 个疗程。结果: 有效率为 79%。认为安全无痛有效。

[国际皮肤性病学杂志, 2008, 34 (3): 174]

三十、扬刺治疗腱鞘囊肿 80 例

1. 常规消毒。

2. 选择毫针, 针序东西南北中, 在囊肿周围从跟部卧针单刺, 针尖指向囊肿中心, 最后一针 "中" 时, 必须在囊中心垂直刺入。

3. 针刺破囊壁, 进退捻捣数次, 平补平泻, 酸麻胀后拔针。液体从针孔自然流出。

4. 施术完毕, 用纱布块加压包扎, 4 天 1 次。

5. 结果 1 次治愈 36 例, 2 次治愈 32 例, 3 次治愈 9 例, 4 次治愈 3 例。

[中国皮肤性病学杂志, 2008, 27 (3): 50]

三十一、综合疗法治疗带状疱疹 33 例

1. 放血　取患侧龙眼穴，用 7 号针头刺血数滴，隔日 1 次。

2. 围针　用 0.3mm×40mm 一次性毫针，倾斜至 15°~30°角向中心围针，约 4~8 针。

3. 火针　火针烧红，点刺疱疹流出疱液。

4. 悬灸　点燃艾条，疱疹处悬灸 10~15 分钟，行泻法。

5. 结果　有效率为 100%。

［实用中医药杂志，2008，24（7）：452］

三十二、中药脐疗法治疗儿童泛发性过敏性皮肤病临床观察

1. 敷脐粉　桃仁、薄荷、蛇床子、荆芥、栀子各 10g，樟脑 2g，粉碎备用。

2. 取上药 10g 贴敷脐部（神阙穴），用纱布、胶布固定。

3. 每日 1 次，7 天为 1 个疗程。

4. 结果　治疗组共 780 例，显效率为 82.43%。

［湖北中医杂志，2008，30（9）：31］

三十三、冻疮冬病夏治临床观察

1. 贴穴药饼　当归、肉桂、芒硝、黄柏、制乳香、制没药各 100g，川椒、红花各 60g，细辛 40g，干姜 50g，各研极细粉，瓶装备用。临用时取药粉少许，加水调成稠糊，做成药饼待用。

2. 穴位　灵台、涌泉、内关、外关、曲池。

3. 时间　每年头伏、二伏、三伏第 1 天。

4. 将药饼贴于上述穴位上，1 次选 2~3 穴。

5. 冻疮酊　红花、归尾、桂枝、干姜、薄荷各 15g，白酒 300mL，制成酊剂外搽，每日 1 次，连用 15~20 天。

6. 结果　治疗组 30 例，有效率为 90%。

［湖北中医杂志，2008，30（6）：38］

三十四、中西药封脐疗法治疗慢性荨麻疹 60 例

1. 封脐散　川芎、防风、茵陈、栀子各 20g，多塞平 20 片，研细末备用。

2. 取上散 20g 加陈醋调湿，填塞脐窝，外用胶布固定。

3. 每日 1 次，治疗 2 周。

4. 结果　治疗组总有效率为 88.33%。

[江西中医药，2008，39（6）：66]

三十五、射频技术治疗面颈皮肤皱纹和松弛的临床疗效观察

30 例皮肤老化志愿者，每 2 周使用射频治疗仪治疗 1 次，共 6 次。5 次后有效率为 90.5%，停止治疗后 1 个月的有效率为 94.4%，本法安全有效。

[中华皮肤科杂志，2008，41（5）：318]

三十六、负压吸引疗法治疗面部囊肿性痤疮 31 例临床观察

1. 用温热水洗脸，清洁颜面，平卧于美容床。

2. 常规消毒，于毛囊口或皮脂腺开口处外涂 1 滴松节油，以溶解皮脂栓子。

3. 用自制的笔式吸头接至负压吸引器，做一次性治疗，调负压至 20 ~ 50kPa 之间，以能吸出皮肤及分泌物为准。

4. 术后外涂红霉素软膏。

5. 同时内服维胺酯及复合维生素 B 片。

6. 结果　治疗组共 31 例囊肿性痤疮，有效率为 93.55%。

[中国医学文摘·皮肤科学，2009，26（2）：74]

三十七、艾灸治疗寻常疣和跖疣疗效观察

采用艾灸疗法共治疗寻常疣和跖疣 57 例，其中 55 例一次性治愈率为 96.5%，平均 13 天疣脱。认为本疗法治疣疗效好。

[中国麻风皮肤病杂志，2008，24（8）：665]

三十八、^{90}Sr–^{90}y 敷贴治疗神经性皮炎的疗效观察

共治疗 28 例，敷贴仪按单位面积吸收剂量，1 个疗程（2000 ~ 4000）rad（20 ~ 40）Gy 的剂量，分 3 次或隔日 1 次，或连续治疗 5 天。（注：放射线核素疗法，如锶 90、钇 90 等，目前国内已开展应用，疗效尚佳。）

结果：1 ~ 3 个疗程后就痊愈者有 24 例，故而疗效显著。

[皮肤病与性病，2008，30（2）：29]

三十九、激光磨削术治疗面部扁平疣

采用二氧化碳激光治疗机，垂直扫描或照射，由边缘向中心或由一侧向另一侧逐层汽化，深度达真皮乳头层。

结果：共治疗 36 例，痊愈 35 例。

［中国麻风皮肤病杂志，2009，25（3）：230］

四十、生物共振治疗仪治疗急慢性荨麻疹临床疗效观察

首先将患者尿液放入输入杯中，从尿液中取得患者信息，通过生物波进行逆转，放大后将信息重新输回体内，作为基础治疗及脱敏治疗。

急性者每天 1 次，连治 3 次，好转后 1 周 1 次，共 7 周；慢性者 5~7 天 1 次，共 7~8 次，好转后休息 1 周，再加治次。治疗期间多饮水，睡眠充足，避免接触过敏源。

结果：共治疗 104 例，治愈 59 例，显效 29 例，有效 12 例，无效 4 例。随访无不良反应及复发。

［临床皮肤科杂志，2009，38（2）：129］

四十一、压丸法治疗慢性荨麻疹 15 例

1. 取穴　耳穴：肺、脾、肝、内分泌。腧穴：孔最、血海、阴陵泉、太冲、曲池。

2. 贴豆　将绿豆贴于胶布上，外贴耳穴、腧穴上，每日 1 次，嘱患者每日自行按压 5~6 次，每次 3~5 分钟。

3. 每天 1 次，6 天为 1 个疗程。

4. 结果　总有效率为 93.3%。

［实用中医药杂志，2009，25（4）：233］

四十二、穴位埋线联合药物治疗慢性荨麻疹 53 例疗效观察

1. 低头坐位，腰背绷直。

2. 穴位　灵台穴（第六胸椎棘突下凹陷中）。

3. 常规消毒，用 2% 利多卡因于灵台穴做一直径为 1cm 的皮丘，将穿刺针芯抽出 2cm 许，用镊子取已消毒的羊肠线 1~2cm，旋转在穿刺针的前端，左手拇、食指绷紧进针皮肤，右手持针顺脊柱方向在皮丘处成 30°角刺入肌层，边推针芯

边退针管，将羊肠线埋填在穴位的皮下组织或肌层，针孔处敷贴纱布，用胶布固定。

4. 每周 1 次，5 次为 1 个疗程。可连用 1～2 个疗程。

5. 可口服氯雷他定片、双嘧达莫片、雷尼替丁胶囊。

6. 结果　3 个月后有效率为 90.57％。

[中国医学文摘·皮肤科学，2009，26（6）：346]

四十三、丹参穴位注射联合外用生发醑治疗斑秃疗效观察

1. 丹参注射液 1mL 行穴位注射，双侧足三里或双侧三阴交穴交替注射。

2. 针尖对准穴位垂直刺入，再缓慢推进 1.0～1.5 寸，产生得气感后应回抽，如无血，即可缓慢注入针药 1mL。有触电感时，将针体退出少许后再注射，每周 1 次。

3. 外搽"生发醑"（黄芪、白芷、三棱各 20g，侧柏叶 100g，60％酒精 1000mL 浸泡 1 周后滤汁存用）。局部按摩至发红，每日 2 次。

4. 3 个月为 1 个疗程。

5. 结果　治疗组 30 例，有效率为 90％。

[中国医学文摘·皮肤科学，2011，28（4）：200]

四十四、刮治法联合重组人干扰素 α–2b 凝胶治疗扁平疣临床疗效观察

1. 皮损处严格消毒。

2. 用手术刀片前端弧形部位刀刃接触皮损，在皮损上来回摩擦，将皮损表皮刮破，至有点状出血为止，不宜太深。

3. 刮除完后，外用 2％碘伏消毒，外搽尤靖安（重组人干扰素 α–2b 凝胶），每日 4 次。

4. 每周治疗 1 次，连续 8 周。

5. 结果　治疗组 28 例，有效率为 82.14％。

[中国医学文摘·皮肤科学，2011，28（4）：209]

四十五、中药冬病夏治治疗冻疮 150 例

1. 当吴汤（当归四逆汤加吴茱萸生姜汤加减）　　当归、白芍各 12g，甘草、

丹参各 10g，鸡血藤 30g，细辛 3g，生姜 3 片，吴茱萸、桂枝各 9g，大枣 6 枚。伏天煎汤内服。

2. 防冻散　桂枝、赤芍各 15g，红花、细辛、制川乌各 6g，当归 20g，黄芪 30g，附子 10g，干花椒、川芎各 9g，伏天煎汁外洗。

3. 结果　共治疗 150 例，有效率为 92.67%。

［中医外治杂志，2011，20（1）：6］

四十六、面部刮痧为主治疗黄褐斑 40 例观察

治疗组采用面部刮痧疗法，每周 2 次，4 周为 1 个疗程，3 个疗程后见效。结果：有效率为 75%。

［实用中医药杂志，2011，27（2）：108］

四十七、板蓝根注射液耳穴注射治疗黄褐斑 60 例

1. 耳穴　肾、胃、内分泌、耳背肺等耳穴。

2. 板蓝根针剂 2mL，注入上述穴位，每次注射一侧耳穴。

3. 隔日 1 次，10 次为 1 个疗程，2 个疗程后观效。

4. 结果　治疗组 60 例，有效率为 90%。

［广西中医药，2010，33（3）：44］

四十八、针药并用治疗花粉过敏症 32 例临床观察

1. 穴位　百合、风池、太阳、瞳子髎、印堂、迎香、足三里、关元等，针加灸为第 1 组；百合、风池、太阳、瞳子髎、耳和髎、曲池、内关、神门、血海等，加灸为第 2 组。

2. 电针机连续波通电时间为 30 分钟，针刺穴位，1、2 组轮用。

3. 每周 3 次，10 次为 1 个疗程。

4. 花粉汤（黄芪、白芍、附子、白术各 15g，桂枝、生姜、大枣各 10g，蝉蜕、乌梅各 12g，甘草 10g）水煎服，每日 1 剂，连服 3 周为 1 个疗程。

5. 结果　有效率为 90.2%。

［云南中医中药杂志，2011，32（6）：67］

四十九、刺络拔罐治疗寻常痤疮 78 例

取大椎、肺俞（双侧），用 12 号注射针头快速点刺穴位出血，后加拔罐 5 分

钟。每周 2 次，8 次为 1 个疗程，3 个疗程后观效。

结果：有效率为 91.1%。认为刺络拔罐具有清热解毒，通经活络，消痈散结，祛瘀除邪之功能。

[上海针灸杂志，2011，30（6）：411]

五十、冬病夏治治疗冻疮 56 例

1. 药物　红花、肉桂、延胡索各 48g，细辛、紫荆皮各 28g，麝香 1 支（0.3g），取姜蒜适量，共捣成泥糊待用。

2. 于夏季三伏天（初伏、中伏、末伏）局部外贴患部及穴位贴敷。

3. 3 年为 1 个疗程。

4. 结果　有效率为 96.43%。

[浙江中医杂志，2011，47（7）：523]

五十一、暗疮针治疗传染性软疣

1. 皮肤常规消毒。

2. 右手持暗疮针，将圆环靠近根部，针体与皮肤成 30°~35°角，向右平行快速用力，疣体即脱落，以 2%~3% 碘酊涂抹并压迫 3~5 分钟不出血即可。

3. 结果　共治疗 968 例，一次性治愈率为 96.45%（951 例），二次全部治愈。本疗法操作简便，无痛苦，疗效佳。

[皮肤病与性病，2011，33（5）：308]

五十二、50% 三氯醋酸外涂治疗肛管尖锐湿疣临床观察

对 27 例患者采用 50% 三氯醋酸溶液外搽。结果：经治疗 1~12 次不等，均临床治愈。

[中国麻风皮肤病杂志，2011，27（8）：536]

五十三、龙倍散填脐治疗汗证 48 例

1. 龙倍散　煅龙骨、五倍子各 50g，共研极细末，瓶装。

2. 每晚洗净擦干脐部，取药散少许，用醋调糊待用。

3. 将药糊填满脐内，用肤疾宁贴紧。

4. 12~24 小时换药 1 次，至愈为止。

5. 结果　治愈率为85.42%（41例）。

［中医外治杂志，2012，21（3）：41］

五十四、针刺麻醉文眼线 36 例

眼部针刺麻醉采用眼周神经阻滞和穴位相结合的方法，以 57 - 6 型电脉冲医疗刺激仪，电脉冲的频率为 2 ~ 100Hz，强度以受者产生酸、麻、胀、重并能耐受为度，诱导时间为 8 ~ 15 分钟。治疗组受者无反应，手术顺利完成 33 例（91.67%）。

［中医外治杂志，2012，21（3）：40］

五十五、穴位注射治疗急性荨麻疹疗效观察

1. 取穴　上肢曲池、合谷；下肢血海、足三里。

2. 抽取维丁胶性钙针剂，每穴注射 0.5mL，隔日 1 次，每日选用两组穴位，4 次为 1 个疗程。

3. 结果　共 44 例，有效率为 100%。

［中医外治杂志，2012，21（5）：24］

五十六、梅花针叩刺与生姜片涂擦联合自体静脉血患处皮下与穴位　　　注射治疗白癜风观察

1. 取卧位或坐位。

2. 皮损处消毒，梅花针在白斑区域按同心圆叩刺，呈潮红且少量出血为度。

3. 叩刺后用生姜片涂擦白斑处，以发红发热为度。

4. 抽取肘静脉血 2.5 ~ 5.0mL，在消毒后于白斑区分点皮下或皮内注射 1 ~ 2mL，每点用棉球压迫止血，每周 2 次，10 次为 1 个疗程。

5. 同法在双侧肺俞、脾俞、肾俞、膈俞、曲池、足三里、血海、三阴交分为 2 组，也行静脉血管穴位注射，每周 2 次，10 次为 1 个疗程。

6. 结果　共 26 例，有效 24 例，有效率为 92.31%。

［实用中医内科杂志，2012，26（11）：78］

五十七、针刺放血疗法治疗黄褐斑 120 例

1. 仰卧位，穴位消毒。

2. 穴位　太阳、下关、曲池、合谷、太冲、三阴交、阳陵泉。

3. 面部选 0.25mm × （25~40） mm，四肢选 0.30mm × （40~50） mm 毫刺、针刺，隔日 1 次。

4. 放血　肺俞、肝俞，用三棱针点刺，再拔火罐，每周 1 次。

5. 结果　60 天后有效率达 85%。

[中医外治杂志，2012，21（6）：25]

五十八、牛黄晶治疗毛发上皮瘤 30 例临床观察

患者随机分为治疗组与对照组各 30 例。治疗组采用牛黄晶外用，对照组采用二氧化碳激光治疗。

结果：治疗组痊愈 27 例，显效 2 例，好转 1 例，瘢痕 0 例，1 年后复发 1 例；对照组分别为 7 例、5 例、10 例、8 例、21 例。认为牛黄晶治疗毛发上皮瘤疗效确切。

[中国中西医结合皮肤性病学杂志，2012，11（2）：113]

五十九、派特灵治疗尖锐湿疣的临床观察

派特灵为纯中药制剂，主要成分有金银花、大青叶、苦参等。用干棉签取原液外搽疣体，每天早晚各 1 次，连用 3~4 天。停用 4 天后可行下一疗程。共治疗 75 例，3~7 天疣体全部脱落，7~15 天创面完全愈合。

[中国性科学，2012，21（9）：53]

六十、中药蒸汽浴联合治疗带状疱疹后遗神经痛

1. 蒸汽袋　当归、郁金、香附、全蝎、红花、桃仁各 10g，布袋装药扎紧开口。

2. 蒸汽袋放入治疗仪中加水后开机。

3. 蒸煮至 37℃时，患者脱衣暴露疼痛部位后，全身进入汽疗仪熏蒸 20 分钟（舱内温度可设置为 39℃~40℃）。

4. 每天 1 次，1 周为 1 个疗程，连续 4 周观效。

5. 结果　共 30 例，总显效率为 83.33%（25 例），总有效率为 100%。

[中医外治杂志，2013，22（1）：49]

六十一、穿山甲片引药而入法治疗白癜风 1 例

患者 13 岁，外伤致左额白癜风 3 月，治疗方案三步：

1. 穿山甲片刮法；

2. 日光照射；

3. 外搽白灵透皮酊（补骨脂、刺蒺藜、土鳖虫各15g，斑蝥3g，生铁落、自然铜各5g，医用酒精100mL，月桂氮酮、丙二醇各20mL，置瓶中7天后使用）。

4. 结果　45天后痊愈。

[中医外治杂志，2013，22（1）：6]

六十二、倒膜疗法加异维A酸红霉素凝胶治疗寻常痤疮疗效观察

1. 平卧美容床上。

2. 先用脱脂棉盖住眉眼口及毛发部位。

3. 取医用石膏250g，加水调成糊状，迅速涂于颜面部，仅留鼻孔，注意患者保暖，30分钟后已由热变冷即起模，擦净面部。外涂异维A酸红霉素凝胶。

4. 每周1次，12周为1个疗程。

5. 结果　共60例，有效率为63.33%。

[中国医学文摘·皮肤科学，2014，31（1）：1]

六十三、穴位注射治疗慢性荨麻疹50例

1. 采用复方当归注射液穴位注射。

2. 取穴

（1）双膈俞、曲池、三阴交；

（2）双肺俞、心俞、血海。

两组穴位交替使用。

3. 常规消毒，穴位注射，每穴2mL。

4. 10次为1个疗程，间隔3天，进行下一疗程。

5. 结果　2个疗程后有效率为80%。

[中医外治杂志，2013，22（3）：34]

六十四、局部围刺配合特色蜡疗治疗黄褐斑68例

1. 美容针围刺色斑部，或配合梅花针叩刺，每周2次，共治疗3个月。

2. 特色美容粉的配制　白附子、白术、天冬各20g，白芷、茯苓、赤芍各25g，玉竹30g，当归36g，薏苡仁40g，川芎15g。

本方加减法：肝郁气滞者加柴胡、香附各 15g；血瘀者加桃仁、红花、泽兰各 15g；血热者加牡丹皮、栀子各 20g；气虚者加黄芪、党参各 20g；血虚者加鸡血藤 25g；湿滞者加苍术、猪苓、泽泻各 15g，以上药物各研极细粉存放，临用时可取。

3. 美容蜡 1kg，取适量放入恒温蜡疗机中完全溶化，加入特色美容粉混匀，外用，每日 1 次，共治疗 3 个月。

4. 结果　68 例有效率为 98.5%。

[上海针灸杂志，2013，32（5）：396]

六十五、微晶磨削联合红蓝光治疗轻中度寻常痤疮 70 例临床观察

治疗组采用微晶与光照交替治疗，每 3 天 1 次，疗程 4 周。结果：有效率为 80%，疗效显著。

[中国麻风皮肤病杂志，2014，30（3）：148]

六十六、匙刮术治疗寻常疣 37 例

1. 消毒局麻。

2. 术者左手捏起固定损害，右手持剥离刀沿疣体基底部边缘行环形剥离，深约 0.5cm，再用圆头刮匙沿切割线旋转一周，稍用力使疣分离，再将刮匙放在与皮肤成 75°角的位置，稍用力向下向前快速刮除疣体。

3. 创面用 10% 三氯化铁棉签止血，纱布包扎。

4. 结果　共治疗 37 例（92 个疣体），均愈。

[人民军医，2003，46（10）：592]

六十七、百康生物共振治疗系统治疗变应性疾病临床疗效观察

采用生物共振技术，检测和明确变应原，然后逆转变应原产生的共振波，放大后重新输入人体，使人体恢复正常。

结果：共治疗 68 例，有效率为 70%，特别对神经性皮炎疗效显著。

[临床皮肤科杂志，2003，32（10）：616]

六十八、埋线疗法治疗银屑病 118 例临床疗效分析

选择背部自第七颈椎至第二颈椎的 5 组穴位作为埋线点，用穿刺针埋入羊肠线约 1cm 于皮下，15~20 天 1 次，2 次为 1 个疗程。

结果：有效率为94.07%。本疗法通过机体的复合刺激作用，提高营养代谢，促进血液循环，加速炎症吸收，同时材料易得，简便易行，疗效确切。

［皮肤病与性病，2003，25（4）：7］

六十九、圆利针为主治疗银屑病临床观察

1. 主穴　取神道、灵台，配穴Ⅰ组取血海、三阴交、曲池、合谷；配穴Ⅱ组取围针疗法。

2. 常规消毒，圆利针针尖向下成30°角，由神道穴快速刺入皮下，针尖沿皮下平刺达灵台穴，留针40分钟。

3. 配穴Ⅰ组用毫针，平补平泻，留针20分钟。

4. 配穴Ⅱ组针尖向癣区中心，成15°角斜刺，泻法，留针30~40分钟。

5. 每周针刺5次，2个月为1个疗程。2个疗程后观效。

6. 结果　共治疗1000例，有效率为95%。

［天津中医药，2003，20（4）：68］

七十、针刺配合穴位注射治疗斑秃18例

1. 体针治疗　取阿是穴、风池、百会。阿是穴每次选2~3处，平刺，针尖透向脱发区中心，采用围刺法，一个部位3~4针。

2. 双侧风池穴以得气为度，点燃艾条熏灸，每日1次，1周为1个疗程。

3. 用曲安奈德注射液40mg加2%利多卡因1mL，在阿是穴处平刺注射，7天1次。

4. 结果　有效率为94.4%。

［福建中医药，2003，34（4）：32］

七十一、薄棉灸治疗带状疱疹50例

暴露病灶部位，皮肤消毒，取少许棉花，扯成薄丝片，贴于患处，以火焚之，烧灼感以患者能耐受为度，隔日1次，2次为1个疗程，2个疗程后观效。结果：有效率为86%。

［江西中医药，2003，34（12）：42］

七十二、自体穴位埋疣法治疗扁平疣的初步研究

选取新发皮损，用小刮匙快速刮取疣体，用70%酒精浸泡15分钟，埋于曲

池穴部，进刀约5cm，用创可贴贴封。结果：共315例，有效率为94.3%。

[中国美容医学，2004，13（2）：155]

七十三、微晶磨削术 125 例疗效观察

采用 EVE－1 微晶磨面机，设置适当能量档次，一般用细晶粒来回移动，每次20～30分钟，15天1次，5次为1个疗程。结果：表浅瘢痕治愈率为57.5%，色素斑治愈率为52%。

[中国美容医学，2004，13（1）：35]

七十四、灯心草灸治疗带状疱疹 25 例

1. 在疱疹首端及尾端周围选 2～3 个治疗点，在疱疹密集周围选 3～4 个治疗点。

2. 局部消毒，夹取 1cm 长灯心草蘸少许麻油，点燃后迅速在治疗点接触，常可听到轻微"叭"的一声，即为 1 次。

3. 每日 1 次，每次要更换治疗点，治毕保持清洁，以防感染。

4. 结果　治疗 2～3 次，22 例疱疹消退，无后遗症。

[上海针灸杂志，2004，23（4）：11]

七十五、中药熏蒸治疗玫瑰糠疹 103 例疗效观察

将防风、蝉蜕、桑叶、金银花各20g，连翘、紫草、生地黄、赤芍、牡丹皮、板蓝根各30g，放入 HH－Q2－Ⅰ型中药汽疗仪中熏蒸，每次 30 分钟，温度为 40℃～80℃，每日 1 次。

结果：有效率为98%。

[中医外治杂志，2003，12（6）：14]

七十六、30%补骨脂酊外用加黑光局部照射治疗白癜风 65 例临床疗效观察

外搽酊剂，每日 2 次，再加黑光局部照射，每周 1 次，1 个月为 1 个疗程，连续治疗 2 个疗程。

结果：6 个月后观效，有效率为80%。

[岭南皮肤性病科杂志，2003，10（4）：264]

七十七、刺络拔罐加药物配合 TDP 照射治疗带状疱疹

采用刺络拔罐、口服阿昔洛韦片、照射 TDP 的三联疗法，10～15 天为 1 个疗程。结果：有 60 例痊愈，皮损干涸和止痛均迅速明显见效。

〔中国美容杂志，2004，13（3）：294〕

七十八、中西医结合治疗肛周尖锐湿疣 32 例

先以五妙水仙膏（中成药）外搽疣体，疣脱后行中药坐浴（紫草、马齿苋、大青叶、藿香、佩兰、虎杖、板蓝根、大黄、黄柏、茵陈各 30g）。每日 2 次，7 天为 1 个疗程（外洗 2 个疗程）。

结果：32 例均愈。

〔中国中西医结合皮肤性病学杂志，2004，3（1）：34〕

七十九、直接火灸法治疗带状疱疹疼痛

暴露皮损部位，用止血钳夹持 95% 酒精棉球，预先将治疗部位擦拭，然后迅速将燃着的火球掠过皮损区，此时皮损区的酒精也发生燃烧，视燃灼情况另一手迅速将火扑灭，治疗程度以皮损红热为限。隔日 1 次，3 次为 1 个疗程。

结果：30 例治愈 17 例，好转 10 例，无效 3 例。注意应防止皮肤烧灼伤。

〔上海针灸杂志，2004，23（7）：36〕

八十、穴位注射结合耳压治疗寻常痤疮 162 例

1. 穴位注射　取穴：曲池、合谷、足三里、肺俞。注射丹参针剂 2～3mL，每日 1 次。

2. 耳压疗法　将王不留行籽贴于神门、皮质下、交感、内分泌，每日 1 次。

3. 10 天为 1 个疗程。

4. 结果　治愈率为 64.2%，有效率为 95%。

〔云南中医学院学报，2004，27（2）：42〕

八十一、针灸治疗花粉症 67 例

1. 取穴

（1）主穴　曲池、合谷、太冲、足三里。

（2）配穴　随证加减。

取双侧，平补平泻，补泻结合，10 次为 1 个疗程。

2. 结果　痊愈 43 例，有效 23 例，无效 1 例。

［上海针灸杂志，2004，23（8）：30］

八十二、穴位注射治疗异位性皮炎 35 例

异位性皮炎即特应性皮炎，治疗组取双侧足三里、血海、神门等穴，采用复方甘草甜素（甘草酸）针剂，每个穴位注入 0.5mL，每日 1 次，10 次为 1 个疗程。休息 5 天，再连续治疗 2 个疗程。

结果：有效率为 91%。

［上海针灸杂志，2004，23（6）：25］

八十三、氦氖激光耳穴照射加针灸治疗寻常痤疮 36 例

治疗结果提示激光耳穴照射加针灸疗效确切，全部有效。

［上海中医药杂志，2004，38（9）：43］

八十四、射频笔触式电针治疗腋臭 32 例

采用射频笔，选择电极头，行头皮针针刺，逐个毛孔电灼破坏，术后外搽紫药水。

结果：有效率为 100%。

［中国美容医学，2004，13（4）：410］

八十五、隔蒜灸加围刺治疗带状疱疹后遗神经痛

1. 将独头大蒜切 0.3~0.4mm 厚的薄片，上用针刺小孔，用艾叶搓成线状做成艾炷，放于疼痛处点燃，感觉灼热不能忍受时可移动，每片蒜上灸 3 炷。

2. 针灸围刺，针指中心，泻法。

3. 10 天为 1 个疗程。

4. 结果　42 例中治愈 26 例，好转 12 例，无效 4 例。

［中国中西医结合皮肤性病学杂志，2004，3（2）：88］

八十六、冷冻治疗传染性软疣

150 例采用棉签按压法，蘸液氮后按压在疣体上，一般按压 2~4 秒，1 次冻

融即可。为一种理想疗法。

[新疆医学，2004，36（6）：153]

八十七、针刺加穴位注射治疗顽固性荨麻疹32例疗效观察

1. 针刺取穴　双侧曲池、血海、足三里、三阴交、风池，针毕后，双侧膈俞、血海穴拔罐。

2. 穴位注射　取苯海拉明针剂0.4mL，用6号针头垂直进针，每穴注射0.2mL。

3. 每日1次，10次为1个疗程，间隔2~3天，共治疗2个疗程。

4. 结果　有效率为90.63%。

[新中医，2005，37（3）：56]

八十八、复方足叶草酯联合爱宝治疗女性尖锐湿疣疗效观察

132例尖锐湿疣患者分为2组，各66例。治疗组先用复方足叶草酯液涂于皮损上，后再涂爱宝浓缩液，每日1次，7天为1个疗程。

结果：1个疗程后治愈率为74.24%。方法简单，效果显著。

[中国麻风皮肤病杂志，2005，21（1）：6]

八十九、推疣法加60%三氯醋酸点涂治疗寻常疣135例

1. 用35%三氯化铁酊涂于疣基底部，用棉签推疣体，二者间成30°角，当疣基底与皮肤分离时，改为180°平推，直至疣体完全脱落，再用三氯化铁棉签压迫止血。

2. 1分钟后用60%三氯醋酸点涂脱落面。

3. 结果　7日后结痂愈合。

[皮肤病与性病，2005，27（1）：33]

九十、五妙水仙膏治疗面部色素痣600例

用棉签蘸五妙水仙膏（中成药）点涂色素痣，干后擦掉，反复点涂5次。

结果：600例共计2600个色素痣，1次痊愈2470个色素痣，痊愈率为95%。

[皮肤病与性病，2005，27（2）：14]

九十一、中药粉剂贴脐疗法治疗婴儿湿疹疗效观察

1. 贴脐粉　生地黄、牡丹皮各15g，牛蒡子、白鲜皮、金银花、薄荷、白木

通各10g，黄连、甘草各30g，荆芥、肉桂各6g，各研极细粉，混匀装瓶备用。

2. 每次取粉5g，填入脐内，用纱布胶布固定。

3. 每日1次，7天为1个疗程。

4. 结果　治疗组共30例，有效率为96.7%。

[中国中西医结合皮肤性病学杂志，2005，4（3）：136]

九十二、中药汽熏与小剂量泼尼松治疗长病程玫瑰糠疹7例

1. 汽熏药　金银花、防风、苦参、赤芍、乌梢蛇各15g，野菊花、白鲜皮、生地黄、生石膏、生槐花各30g，以上为1包量。

2. 放入熏汽治疗机中按程序熏浴，每日1次。

3. 泼尼松片，每日8时口服，第1个疗程每日20mg，第2个疗程每日15mg。

4. 7天为1个疗程，共2~3个疗程。

5. 结果　6例为2个疗程治愈，1例为3个疗程治愈。

[中国中西医结合皮肤性病学杂志，2005，4（3）：181]

九十三、派特灵治疗肛周巨大尖锐湿疣2例

1. 皮损用碘伏消毒。

2. 用血管钳夹破疣体，在消毒棉片上滴入派特灵原液，30分钟后取下棉片。上法共用3天。

3. 第4~7天，在棉片上浸入沙棘油，湿敷2小时后取掉。

4. 7天为1个疗程。

5. 结果　2例全部痊愈。

6. 派特灵是一种中药复方制剂，主要成分为鸦胆子、大青叶、苦参、蛇床子等。沙棘油中含有花青素、槲皮素等160种活性物质，有抗炎生肌、促进组织再生的作用。

7. 本品稀释（1：50）后尚有预防尖锐湿疣作用。

8. 本品值得进一步进行临床研究。

[中国医学文摘·皮肤科学，2014，31（5）：283]

九十四、复方酚溶液点刺治疗扁平疣870例的临床研究报告

1. 复方酚溶液　苯酚15mL、2%利多卡因5mL，混匀备用。

2. 用牙签轻蘸溶液，对准疣体皮损正中，稍加辗转，刺破角质层，使药水浸润整个疣体，深度不宜超过2mm，腐蚀后发白，边缘不宜超过5mm。

3. 24小时内不用清水洗涤，2～10天原病灶处可用板蓝根针剂，以增强疗效。

4. 结果　1月后观效，治疗组共870例，总有效率为99.77%。

［皮肤病与性病，2015，37（2）：112］

第九章　相关临床研究

一、中医"血分论治"对寻常型银屑病患者外周血单个核细胞 IFN – γ/IL – 4 表达影响研究

通过大鼠灌胃清热凉血方和益气活血方等实验，证实血热证（进行期）组和血瘀证（静止期）组 IFN – γ/IL – 4 表达水平均呈下降，提示"血分论治"银屑病与细胞学有关。

[上海中医药杂志，2007，41（11）：5]

二、火针加红蓝光治疗痤疮 60 例疗效观察

采用火针点刺结合红蓝光照射治疗，每周 2 次，1 个月为 1 个疗程，2 个疗程后总有效率为 98.33%。

[皮肤病与性病，2016，38（1）：64]

三、消疣液体外抗尖锐湿疣皮损中 HPV 的研究

以白花蛇舌草、土茯苓、黄柏、姜黄等 10 味中药制备的消疣液（酊剂），做离体及酶链实验，表明 DNA 扩增受到抑制，检测结果阴性。故认为消疣液有明显的杀死 HPV 的作用。

[中国皮肤性病学杂志，2007，21（2）：10]

四、复方紫金霜对兔耳粉刺模型治疗及 P 物质的影响

将 2% 煤焦油溶液外用家兔左耳内侧，连续 2 周后，分 3 组治疗及测定。结果复方紫金霜可使粉刺消失，P 物质（SP）呈阴性，明显优于硫黄粉刺组及生理盐水组。

[中国皮肤性病学杂志，2007，21（9）：527]

五、中药离子透入法对外阴白斑病变组织变化的研究

治疗组 24 例，用离子透入法将蛇床子洗剂制成药垫置于患处，每日 1 次。结果：治疗组有效率为 96%。

[中医药信息，2008，25（4）：59]

六、中药透皮促进剂的研究进展

从研究看，具有促透作用的多为"辛"性类中药，符合中医药"辛者散之"的理论。运用中医理论来指导中药 PE（透皮吸收促进剂）的研究，充分利用中医药丰富的文献资料，以具有"辛"性的辛温解表药、温里药、芳香化湿药、祛风胜湿药、开窍药、活血化瘀药为重点研究中药 PE，可收到事半功倍的效果。

[云南中医中药杂志，2008，29（11）：64]

七、胎盘制剂治疗白癜风的研究进展

胎盘制剂具有免疫调节、抗氧化、抗疲劳、促进细胞增殖和代谢等作用。动物实验和临床研究显示安全有效，可治疗白癜风，尤其是治疗儿童头皮部白癜风的理想药物。胎盘制剂主要含有黑素生成素、胎盘蛋白肽、胎盘脂质、胎盘组织液，但其机理等尚待研究。

[国际皮肤性病学杂志，2009，35（3）：147]

八、积雪草甙对兔耳增生性瘢痕 TGF – β1 mRNA 表达的影响

动物实验研究证实：高浓度积雪草甙（即积雪草苷）注射液局部注射可减少瘢痕疙瘩的增生。

[中国美容医学，2009，18（1）：72]

九、慢性荨麻疹生物共振技术中药筛选与传统方药一致性比较分析

采用生物共振仪药物模式进行筛选，结果：频次最高的前八味中药为防风、生甘草、黄芪、当归、茯苓、荆芥、白术、蝉蜕。这些中药属治疗荨麻疹常用药，与传统方剂"玉屏风散"接近。认为共振技术与传统方药基本吻合，为量化中药提供了数据化方法。

[中国中西医结合皮肤性病学杂志，2009，8（4）：204]

十、针灸对痤疮患者性激素水平影响研究概况

性激素水平的异常在痤疮的发病中起了很大的作用。综述针灸对痤疮患者血清睾酮、雌二醇、睾酮/雌二醇值的影响，为针灸治疗痤疮提供了理论依据。

[实用中医药杂志，2010，26（1）：53]

十一、激光与强脉冲光治疗雀斑的研究进展

雀斑是皮肤科常见病，可对患者的生活质量产生明显影响。本病的一般治疗方法均效果不佳。激光医学的发展为本病的治疗带来了新的希望。目前从 Q – 开关激光、IPL 强脉冲激光、点阵激光、皮秒级激光等均有疗效。

[中国中西医结合皮肤性病学杂志，2010，9（2）：130]

十二、寻常痤疮中医证型与性激素水平相关研究

选用 70 例面部痤疮为观察对象，15 例健康患者为对照组，采用中医辨证、血清性激素、皮肤雄激素受体为指标。

结果：男女患者血清睾酮（T）高于对照组，局部 AR 阳性率高于非患者部位。提示雄激素及受体是影响痤疮的发病因素，与痤疮"病"的发生相关。肝郁化火型痤疮 LH/FSH 水平较其他证型为高，说明 LH/FSH 水平偏高是肝郁化火型痤疮的内分泌基础。

[辽宁中医杂志，2010，37（6）：967]

十三、华中地区银屑病中医证候分布情况研究

采集 500 例患者的中医证候四诊资料，采用 Epidata3.1 软件包调查资料录入，再进行 SPSS11.5 统计软件包进行统计。

结果：银屑病以血热证、血瘀证、血燥证、血热血瘀证、血瘀血燥证为主要证候，但在舌苔方面的差异无统计学意义（$P > 0.05$）。

[中国中西医结合皮肤性病学杂志，2011，10（1）：8]

十四、"改进型"皮肤组织钻孔器应用临床分析

应用"改进型"多功能皮肤组织钻孔器切取 79 例标本。结果：全部顺利取出，时间平均为 10 分钟，并成功进行病理检查。以病理切片为评价标准，49 例优、26 例良、4 例差。认为"改进型"钻孔器容易操作，时间短，标本规范，应

用前景广阔。

[中国麻风皮肤病杂志, 2011, 27 (7): 495]

十五、中药在痤疮治疗中调节性激素水平的研究概述

痤疮发生与皮脂分泌最为密切，而皮脂的分泌受雄激素的支配。目前研究表明中药能调节性激素水平，从单味到复方均有疗效且安全。

[中国中西医结合皮肤性病学杂志, 2011, 10 (4): 265]

十六、基于文献研究的慢性荨麻疹证治规律分析

查阅1980—2010年有关文献400篇，选择63篇分析，结果：慢性荨麻疹中医证型主要为风寒证、风热证、气血两虚证。常用方为桂枝汤、消风散、玉屏风散、当归饮子加减。使用频数最高的药物有防风、当归、生地黄、白芍、荆芥、生甘草等。

[云南中医学院学报, 2001, 34 (4): 35]

十七、浅谈刺血疗法在皮肤病治疗中的应用

刺血疗法具有调和气血、活血化瘀、疏通经络、使温热之毒随血而出、祛风止痒等功能，能治疗感受风热毒邪、湿热内蕴、瘀血阻络、气血不和引起的皮肤病变。同时具有适应证广、操作简便、疗效快等特点。该疗法治疗带状疱疹后遗神经痛、痤疮、湿疹、慢性荨麻疹、银屑病、硬皮病（局限型）等疗效满意。

[中医外治杂志, 2011, 20 (5): 59]

十八、从艾灸理化特性探讨其对白癜风治疗的可能性

通过对艾灸理化性质的研究，认为艾灸对白癜风具有很大治疗前景。理由如下：

（1）白癜风患者往往存在体液免疫、细胞免疫、细胞因子等免疫功能的异常，艾灸对机体具有免疫调节作用；

（2）艾灸具有生物热效应、红外光谱特性，现代研究证实热可增加黑色素细胞增殖和黑色素合成的能力；近红外辐射亦可引起皮肤黑化。

因此，艾灸很有价值，今后尚需进一步在临床与实践中验证。

[辽宁中医杂志, 2012, 395.: 916]

十九、痤疮的中药外治进展

痤疮的中药外治多采用清热解毒、散结消肿、行气活血之品，这与中医学认为痤疮由阳偏热盛、湿热郁结、肌肤气血失和而发相对应。通过搽、敷、熏等方法，通过肌肤腠理吸收，孔窍经络传导使之内入脏腑而作用于全身，达到运行全身经脉气血、解毒化瘀之功效，从而起到内外兼治的作用。

[中医外治杂志，2012，21（2）：48]

二十、斑秃患者对 27 种植物精油适应性检测结果分析

27 种精油有薄荷油、百里香、橙花、茶树、丁香、杜松、佛手柑、广藿香、红桔、茴香、姜、罗勒、迷迭香、玫瑰、柠檬、肉桂、乳香、丝柏、鼠尾草、松针、甜橙、檀香、天竺葵、香茅、西柚、依兰、龙加利。对 33 例斑秃患者，利用共振技术，适应百分率为 9.09% ~ 27.27%，前十位是：鼠尾草、丁香、茴香、柠檬、依兰、茶树、罗勒、玫瑰、尤加利、红桔。可为医生采用精油治疗斑秃提供参考。

[实用皮肤病学杂志，2012，5（2）：86]

二十一、以耳针疗法为主治疗银屑病的研究进展

对耳背割治放血疗法、耳背割治配合针刺疗法、经络联合疗法三种疗法进行了总结。以耳针疗法为主治疗银屑病，是利用耳部经络可达"沟通表里，运行气血"的功效，从而调节皮肤、血管、神经的功能状态。耳针疗法因具有经济适用，见效迅速，副作用少等优势，得到临床推广和应用，取得了满意的疗效。

[现代中医药，2013，33（2）：105]

二十二、近五年针刺治疗黄褐斑的临床研究

黄褐斑是常见的色素沉着性损美性皮肤病，其发病常与家庭史、日晒、精神因素等有关，发病率呈逐年上升趋势。目前多采用外搽脱色剂、超氧化物歧化酶霜、化学剥脱剂，内服维生素 C、维生素 E 等，激光多采用 Q1604/532nm 激光及光子嫩肤进行治疗，总体存在效果不佳、复发率高、复发期短等缺陷，针刺疗法在黄褐斑的治疗上有独特的优势，不仅疗效确切，且简便安全。

[现代中医药，2013，32（2）：109]

二十三、中医药治疗糖尿病皮肤溃疡临床研究概况

糖尿病皮肤溃疡病机理特点是"因虚感邪（湿、热、毒），邪气致瘀，瘀阻伤正，化腐致损"。病因为"瘀""邪""虚"而致损。有内治、外治、合治等，但疗效不一。目前病名未统一，诊断标准不明确，辨证分型各有说法，疗效标准不统一，预防措施很少，值得研讨。

[实用中医内科杂志，2012，26（11）：90]

二十四、白芍总苷联合窄谱中波紫外线治疗寻常型银屑病疗效探讨

按本疗法治疗 35 例，疗程 6 个月，有效率为 97.14%。认为该疗法疗效满意，其中白芍总苷胶囊的临床应用正引起一股新的热潮。

[中国中西医结合皮肤性病学杂志，2013，12（2）：116]

二十五、中医抗痤疮机理研究近况

回顾分析中医药治疗痤疮的近年文献，认为在现在基础上展开调节激素水平、调节免疫功能、抗毛囊皮脂腺导管角化等方面的中医药美容产品的研发，可弥补现有产品的局限和不足。

[上海中医药杂志，2005，39（2）：61]

二十六、五种植物挥发油霜抗人体蠕形螨作用的研究

从 425 名患者的颜面部用定量取螨器采取分泌物进行检测，结果表明：姜黄、丁香、桉叶、珊瑚姜、木姜子挥发油霜均有抗螨作用，以姜黄作用最强，对护肤美容的新化妆品开发有重要意义。

[中国美容医学，2005，14（3）：341]

二十七、中药贴面膜治疗青春期颜面痤疮的临床研究

1. 中药贴面膜方　金银花 30g，黄芩 20g，赤芍 15g，牡丹皮 25g，大黄 15g，白鲜皮 30g，当归 15g，黄柏 20g，加水制成提取液。

2. 将加大加厚的太空膜，浸于提取液中，膜的湿度以超饱和为度。

3. 洁面后，将脓疱挤出除去，贴面膜于面部。

4. 再用 CQ – BSB 特定电磁波治疗仪照射面部，每次 30 分钟，每日 1 次。

5. 结果　治疗组 30 例，有效率为 90%。

[中医药学报，2005，33（3）：12]

二十八、常用治疗急性湿疹的中药抗Ⅳ型超敏反应的实验研究

采用小鼠模型及酶联免疫检测研究，结果：防风、甘草、地肤子、薏苡仁均可抑制 DNCD 引起的超敏变应性接触性皮炎。提示中药抗Ⅳ型超敏的作用机理与抑制白细胞总数、调节细胞因子及受体有关。

[中国中西医结合皮肤性病学杂志，2006，5（2）：72]

第十章　相关研究进展

一、皮肤科疾病中医外治法简述

介绍了中医外治法，包括外敷法、脐封法、湿敷法、热敷法、灌肠法、扑粉法；物理治疗包括水疗药浴法、离子喷雾法、光疗法、中药熏蒸法、激光治疗法；针灸穴位疗法，包括梅花针叩刺法、拔罐法、针刺法。以此达到疏通经络、调和气血、解毒化瘀、扶正祛邪之目的。

[中国中西医结合皮肤性病学杂志，2007，6（3）：190]

二、耳穴治疗痤疮的临床研究概况（综述）

概述了10多年来耳针治疗痤疮的方法，包括点刺放血、割治、埋针、贴压等，并探讨了治疗机理。

[中医药信息，2007，24（4）：10]

三、耳穴疗法治疗皮肤病

耳穴疗法是在耳壳上进行针刺以治疗疾病的方法。通过对近十多年的临床观察，可采用耳椒疗法治疗扁平疣、耳甲疗法治疗银屑病、耳泥疗法治疗带状疱疹、耳炭疗法治疗银屑病、耳刺疗法治疗神经性皮炎等，均能取得满意疗效。研究认为耳穴疗法是一种较为方便实用的治疗皮肤病的方法。

[皮肤病与性病，2007，29（4）：21]

四、银屑病血证与调血研究

1. 临床研究按血证分型论治，包括血热型、血燥型、血虚型、血瘀型、血寒型、血毒型等；活血用复方，理血用单方。

2. 基础研究包括证型研究、调血单方研究等。

[中国中西医结合皮肤性病学杂志，2008，7（1）：1]

五、痤疮从血论治

探讨了痤疮的病因病机特点，阐明治血在痤疮治疗中的作用，并将凉血、活血、化瘀贯穿于痤疮治疗的各种证型中，为临床治疗痤疮提供了一定的思路。

[现代中医药，2008，28（1）：37]

六、糖尿病足诊断及治疗进展

糖尿病足是糖尿病患者足部或下肢组织破坏的一种病理状态，是下肢血管病变、神经病变的共同结果。表现为足部溃疡，溃疡可累及皮肤、皮下组织、肌肉、骨骼或坏疽。我国糖尿病发病率呈增加趋势，因此糖尿病足值得探讨研究。

[新疆医学，2008，38（2）：109]

七、中医皮肤病病因及诊断

认为皮肤病的病因病机复杂，包括风、湿、热、虫、毒、饮食失调、七情内伤、禀赋不足、血瘀、血虚风燥和肝肾亏损。皮肤病的症状是诊断皮肤病的重要依据，性质可分为急性、慢性两大类，前者多为实证，后者多为虚证。

[中国中西医结合皮肤性病学杂志，2008，7（2）：119]

八、绿茶在皮肤美容中的应用研究进展

绿茶中含有大量的天然活性物质，其中表没食子儿茶素没食子酸酯（EGCG）具有多种重要的生理活性与药理作用，对防晒、抗氧化、抗衰老、防癌、杀菌、消炎等均有特殊效果。近十年来，绿茶的药理作用及美容方面已受到国内外的广泛关注。

[中国中西医结合皮肤性病学杂志，2008，7（3）：193]

九、针灸在皮肤科美容相关疾病中的应用

针灸疗法主要包括毫针术、三棱针术、皮肤针术（梅花针术）、皮内针术、火针术、电针术、水针术（穴位注射）、灸术、耳针术、拔罐术、激光针术等。在皮肤科，针灸可以通过治疗寻常痤疮、斑秃、色素障碍性皮肤病、病毒疣等损容性皮肤病而达到美容功能，并有较好的疗效，且可避免减少口服药物的副作用，为皮肤科医师提供了更多的治疗选择。

[中国中西医结合皮肤性病学杂志，2008，7（3）：190]

十、血管生成相关性皮肤病及其中药治疗

研究显示，皮肤光老化、银屑病、酒渣鼻、痤疮等皮肤病与血管异常增生有关。许多中草药及其成分，如儿茶素、人参皂苷、参酮、染料木黄酮、红景天、黄芪、黄素、灵芝、虫草素等能通过影响血管调控因素而调节血管生成，从而能有效地治疗血管增生性皮肤病，因此要加强相关研究。

[国际皮肤性病学杂志，2008，34（6）：362]

十一、第三届全球伤口愈合大会简介

第三届全球伤口愈合大会于2008年6月4日～8日在多伦多举行，会议主题是"同一种问题，同一种声音"，并对急慢性伤口、压疮、糖尿病足、造口等进行了交流，其中特别认为加压包扎疗法是治疗下肢静脉溃疡的基础。

[中华医学杂志，2008，88（40）：2878]

十二、火针疗法在皮肤病临床中的应用

研究认为火针治疗痤疮、带状疱疹、扁平疣、鸡眼、神经性皮炎、外阴白斑、面部化脓性皮脂腺囊肿等有明显疗效，并对机理与展望进行了综述。

[云南中医中药杂志，2009，30（4）：68]

十三、夹脊穴治疗带状疱疹临床对照研究文献的 Meta 分析

检索数据库，共纳入14个试验（共1394例），经对比分析，认为夹脊穴治疗本病疗效为好。

[中国中西医结合皮肤性病学杂志，2009，8（2）：112]

十四、中医药防治系统性红斑狼疮的基因水平研究进展

从患者体质、中医辨证、治疗以及基因组学研究四个方面对中医药防治系统性红斑狼疮（SLE）进行总结。并对该课题进行了思考和展望。

[上海中医药大学学报，2009，23（2）：80]

十五、两种手术方法治疗白癜风疗效分析

A组58例，局部皮肤发疱后移植；B组36例，以黑色素细胞混悬液移植。术后3个月，A组移植皮片82片，有效率为93.9%；B组细胞移植42片，有效率为73.81%。故认为A组成活率高，但面积小；B组面积大，但

成活率低。

[中国中西医结合皮肤性病学杂志，2008，7（4）：238]

十六、光子脱毛的临床疗效与分析

光子嫩肤仪治疗 57 例多毛症。结果：71% 达痊愈，21% 达有效。认为本疗法方便快捷，安全高效。

[皮肤病与性病，2008，30（2）：21]

十七、单株毛发游离移植治疗眉毛缺损

在耳后或枕后发际内切取一条带毛发的完整头皮，利用特殊器械将毛干及毛囊分离，用植毛针把完整毛囊的毛发移植于眉毛缺损处。

结果：30 例 52 只眉毛通过本方法治疗均取得良好疗效。提示每珠移植的毛发均带完整的毛囊，成活率高，并可控制毛发的生长方向及密度，可取得近似真眉毛的效果。

[中国美容医学，2009，18（1）：17]

十八、A 型肉毒毒素治疗面部皱纹 300 例

采用 A 型肉毒毒素定点定量注射治疗，包括额部皱纹、鱼尾纹、眉间皱纹、下睑纹、鼻唇沟纹。

结果：300 例中显效者占 78%，有效者占 22%，无效者为 0。说明该法确切有效，简便易行。

[中国美容医学，2009，18（2）：161]

十九、多功能电离子机治疗睑黄瘤 33 例临床分析

用电离子治疗针沿睑黄瘤缘外 0.4mm 做一周电离点，然后从一侧开始电离，长短火交替，电压为 5～9V。

结果：33 例中有 32 例一次性痊愈，余 1 例经第 2 次治疗后也获得痊愈，疗效满意。

[中国美容医学，2009，18（1）：102]

二十、青蒿琥酯钠对兔耳增生性瘢痕中肥大细胞的影响

研究表明，青蒿琥酯钠能减少瘢痕中肥大细胞的数量，抑制成纤维细胞增

强，减少胶原合成。提示青蒿类中药可治疗瘢痕疙瘩，值得研讨。

[中国美容医学，2009，18（1）：66]

二十一、高压氧联合药物治疗带状疱疹后遗神经痛疗效观察

1. 采用国产 HKO-28 型多人空气加压舱，于 20 分钟内将舱内压力升至 $2 \times 10^5 Pa$（表压），患者戴面罩吸纯氧 20 分钟，休息 5 分钟，改吸舱内压缩空气，如此重复 3 次，缓慢减压 3 分钟至正常压力出舱。

2. 每天 1 次，10 次为 1 个疗程，连用 3 个疗程。

3. 同时口服维生素 B_1、维生素 B_{12}、双氯芬酸钠。

4. 结果 共 56 例，有效率为 98.21%。治愈率高，无副作用。

[中国皮肤性病学杂志，2009，23（5）：292]

二十二、红蓝光治疗仪治疗痤疮疗效观察

治疗组 56 例，采取红蓝光交替照射，距离红光为 10cm，蓝光为 1~4cm，每周 2 次，每次 20 分钟，4 周后观效。

结果：治疗组有效率为 65.61%。认为疗效肯定，但副作用较大。

[中国皮肤性病学杂志，2009，23（4）：218]

二十三、中医药在皮肤科中的应用

中医药学历史悠久，在皮肤科的应用越来越受到重视，总结并讨论，中医药的有效性、机理、不良反应等。以期使皮肤科医师更好地了解中医药在皮肤科中治疗作用，推动中医药在皮肤科的健康发展。

[国际皮肤性病学杂志，2009，35（4）：225]

二十四、白癜风的治疗进展

1. 针灸 改良火针，将毫针做火针针具，治疗面部及躯干部白癜风，取得了满意效果。

2. 神灯照射 加用特制的电梅花针以患者能接受的电流强度叩刺，每周 1 次，连用 3~6 个月。结果：显效 34 例，好转 23 例，无效 1 例。

3. 艾条熏灸 患处和白癜风穴（中指第二节尖，相当于现在的中魁穴部位），每次 30 分钟，每日 1 次，4 周为 1 个疗程。结果：60 例中 42 例痊愈。

[中国医学文摘·皮肤科学，2010，27（3）：150]

二十五、自血疗法在皮肤科的应用

自血疗法是抽取患者外周静脉血，注入患者臀部肌肉或相关穴位，用以治疗某些疾病的方法。临床上以这种治疗方法为主或辅治疗某些皮肤病，取得了较好的疗效，如扁平疣、慢性荨麻疹、痤疮、皮肤瘙痒症、银屑病、白癜风、黄褐斑、肛门湿疹等。

[云南中医中药杂志，2010，31（1）：75]

二十六、火针治疗带状疱疹的进展

近年来，从单纯火针一直发展到各种火针疗法，如火针加拔罐、火针加艾灸、火针加针灸和拔罐、火针加激光光针和拔罐、火针加中药内服或外用等，应根据病情进行选用。

[云南中医中药杂志，2009，30（11）：54]

二十七、自体显微毛发移植治疗不同类型瘢痕性秃发的结果分析

采用自体显微毛发单位移植技术治疗瘢痕疙瘩 171 例，1 次成功 163 例，2次成功 8 例。其中对浅表型疗效佳，对增生型或萎缩型应慎重。

[中华皮肤科杂志，2009，42（9）：650]

二十八、蓝光对痤疮患者的疗效及对糠秕马拉色菌的影响

1. 对 20 例痤疮患者蓝光（波长 407～420nm）治疗前后行电子显微成像观察，并进行皮脂溢出率测定，结果：靶疹消退，损伤减轻，脂溢率下降，提示疗效较佳。

2. 用蓝光照射糠秕马拉色菌，前后对比，证实蓝光对该菌有杀菌作用，可预示治疗该病有效。

[第三军医大学学报，2009，31（22）：2269]

二十九、梅花针治疗斑秃 45 例

先用 75% 的酒精棉球消毒病变部位，再用梅花针叩刺病变部位 15～20 分钟，以患者皮肤微微渗血为度，之后用切好的生姜片稍用力涂抹患处 3～5 分钟，以皮肤潮红发热度。

结果：总有效率为100%。因此梅花针治疗斑秃简便有效，值得推广应用。

[辽宁中医杂志，2009，36（11）：1852]

三十、中国中西医结合皮肤病研究的过去、现在和未来

认为中西医结合皮肤病研究的现状是百花齐放。其研究思路和方法包括：一方一药的结合；辨病与辨证的结合；从微观辨证到辨证微观的结合。

[中国中西医结合皮肤性病学杂志，2010，9（2）：67]

三十一、针刺紧肤美容

通过针刺300多例的临床观察后总结，得出针刺疗法对面部整体、颜颈部和乳房的紧肤效果较为突出，收效迅速。

[中华医学美学美容杂志，2010，16（5）：345]

三十二、从络病论治系统性硬皮病 417 例临床观察

将3年住院的417例患者分成5个证型（寒邪阻络、肺卫不宣型，寒凝腠理、脾肾阳虚型，痰浊血瘀阻络型，气血两虚、脉络失荣型，湿热阻络型）进行辨证治疗。

结果：有效率为94.24%，提示从络病论治系统性硬皮病疗效确切。

[辽宁中医杂志，2011，38（1）：78]

三十三、中药熏药在皮肤科的应用进展

中药熏药是指运用现代化的熏蒸机为载体，将中药药液置于中药汽化装置内，通过数字智能控制恒温/电脑控温，使中药药液产生的中药蒸汽作用于人体的化学、物理综合疗法。本疗法对荨麻疹、湿疹、银屑病等有显效，今后应加强药物与临床的研究。

[中医外治杂志，2011，20（4）：52]

三十四、自体疣植入治疗多发性皮肤疣 92 例疗效观察

对92例患者进行自体疣植入治疗，其中，扁平疣35例，有效率为68.57%；寻常疣28例，有效率为78.57%；跖疣29例，有效率为72.41%。三组治愈率比较无显著差异性（$P > 0.05$）。故认为自体疣植入疗法是治疗多发性皮肤疣的一种有效简单的疗法，尤其对疣体数目多、病程在3年以下的青少年患者，建议优

先采用自体疣植入疗法。

[中国皮肤性病学杂志, 2012, 26 (2): 176]

三十五、火针配合驱虫斑鸠菊穴位注射治疗气滞血瘀型白癜风 120 例

运用火针配合驱虫斑鸠菊穴位注射治疗。结果：基本治愈 20 例，显效 63 例，好转 30 例，无效 7 例，总有效率为 94.16%。

[中医外治杂志, 2012, 21 (3): 20]

三十六、三联疗法治疗黄褐斑疗效观察

共 120 例，分为 4 组，每组 30 例。治疗组采用全息经络刮痧、耳穴贴压、中药面膜。7 天为 1 个疗程，连用 8 个疗程。

结果：治疗组有效率为 80%。值得进一步研究探讨。

[中医外治杂志, 2012, 21 (3): 30]

三十七、温针背俞穴治疗黄褐斑疗效观察

共 100 例，治疗组 52 例给予温针背俞穴治疗，结果：有效率为 96.1%。认为温针背俞穴是一种治疗黄褐斑的有效疗法。

[上海针灸杂志, 2012, 31 (3): 157]

三十八、穴位埋线治疗老年性皮肤瘙痒症 76 例

穴位埋线治疗：取双侧合谷、曲池、膈俞、血海穴，15~20 天埋线 1 次，30 天为 1 个疗程。通过激发经络气血，能收到较好的疗效。

[陕西中医, 2011, 32 (8): 105]

三十九、经络生物共振仪治疗慢性荨麻疹疗效观察

治疗组 32 例，采用经络生物共振仪治疗，疗程 4 周。结果：有效率为 56.3%。值得进一步临床研究。

[现代中医药, 2013, 33 (2): 47]

四十、中医养生学与银屑病治疗

中医养生学认为，阳气的虚衰会给身体带来很多问题。"阳强则寿，阳衰则夭"，所以阳气决定健康和长生。银屑病根本原因在于肾，在于机体内元气，因

此治疗银屑病必须从肾论治，所谓"正气存内，邪不可干"。

[实用中医内科杂志，2013，(9)：161]

四十一、略论皮肤病的中医外治

中医常用外治疗法有洗涤法、熏洗法、浸洗法、搓洗法、浴洗法、敷洗法等。临床主要用于养颜护肤、杀菌灭螨、散结消疣、祛邪止痒等。具有疗效可靠，简便易行，毒副作用少等优点。其与现代科技相结合，推动了自身的发展，具有明显的治疗特点与优势。

[中医外治杂志，2004，13 (1)：26]

四十二、微波与冷冻治疗睑黄瘤的疗效比较

两组各45例，总治愈率均为100%。但微波治愈时间短，少复发，无瘢痕，是一种安全可靠的疗法。

[中国美容医学，2004，13 (5)：55]

四十三、自身疣体包埋治疗尖锐湿疣41例疗效观察

1. 疣体部消毒铺巾局麻。

2. 止血钳夹住疣体根部，剪下，放入生理盐水中，电离子清除外杂物。

3. 疣体放入庆大霉素溶液中，浸泡10分钟，再放入75%乙醇中，剪成小块，30分钟后将小块疣体逐一穿入16号腰穿针管内。

4. 左上臂三角肌处消毒局麻，将小块疣体推入三角肌内，拔出针管，贴上创可贴。

5. 术后口服双嘧达莫片、西咪替丁片，外涂酞丁胺霜，连续2周，

6. 结果　治疗组共41例，痊愈36例。

[中国医学文摘·皮肤科学，2010，27 (1)：12]

四十四、"热敏点"灸治疗血虚风燥型慢性荨麻疹30例

治疗组施以"热敏点灸"：用点燃的艾条在患者风门、肺俞、膈俞、神阙、关元以及双侧血海、足三里穴施行温和灸，探查和记录"热敏点"并实施温和灸，直至"热敏点"现象消失。1天1次，10天为1个疗程，观察2个疗程。

结果：有效率为76.67%。

[福建中医药，2009，40 (1)：13]

四十五、自拟脐疗方治疗儿童玫瑰糠疹

1. 自拟贴脐方　红花、桃仁、荆芥、薄荷、蛇床子、山栀、冰片各30g，各研极细粉混匀，装瓶备用。

2. 取10g贴脐粉，用75%酒精消毒脐穴后，将上药敷于脐穴，用纱布、胶布固定。

3. 每日1次，2周为1个疗程。

4. 结果　治疗组50例，总有效率为86%。

［湖北中医杂志，2009，31（8）：64］

四十六、埋线加隔盐灸治疗慢性荨麻疹的疗效观察

1. 埋线取穴　（1）天枢、水分、阴交、肺俞、胃俞、血海；（2）滑肉门、外陵、脾俞、大肠俞、肩髃；（3）中脘、关元、大横、肝俞、膈俞、曲池。以上穴位均取双侧。

2. 电针主穴　脐周八穴：天枢、水分、阴交、滑肉门、外陵（均取双侧）；配穴：（1）足三里、合谷、太冲（均取双侧）；（2）血海、曲池（均取双侧）。

3. 火艾炷隔盐灸神阙穴。

4. 4周为1个疗程，2个疗程后观效。

5. 结果　45例中痊愈13例，显效20例，好转7例，无效5例。

［辽宁中医杂志，2010，37（2）：291］

四十七、推疣法治疗寻常疣临床观察

1. 疣部皮肤常规消毒。

2. 左手绷紧患处皮肤，右手持蘸有35%三氯化铁乙醇溶液的竹签棉棒抵住疣体根部，约成30°角，以适当力量向前推，疣体即可推掉。

3. 用含有药液的棉棒压迫止血，然后剪除残留疣体。

4. 如疣体过大，可用2%利多卡因局麻；如角化明显，可用热水浸泡半小时。

5. 术后每日涂75%酒精2次，过大者可用无菌纱布包扎。

6. 结果　治疗组86例，创面愈合时间平均为7天。

［中国医学文摘·皮肤科学，2010，27（6）：343］

四十八、棉签制成液氮冷冻笔治疗寻常疣的临床观察

1. 取一根直径 0.8cm、长 6cm 的透明塑料管，管壁标明刻度，管口加热变小。

2. 取长 10cm 的普通棉签，套上加工好的塑料管，用棉签头堵紧所在的开口。

3. 以上为液氮冷冻笔完工，用时每次更换新棉签。

4. 皮损处消毒，笔蘸液氮或从上注满。笔置皮损上冻融 2 次。

5. 术后创面不沾水，待干净结痂后脱落。

6. 结果 治疗组 50 例，有效率为 96%。

[中国医学文摘·皮肤科学，2010，27（6）：344]

四十九、中频电疗加叩刺配合走罐治疗股外侧皮神经炎 35 例

1. 中频电疗 用消肿镇痛酊浸湿纱布后，再将该纱布分别贴于中频治疗仪的两块电极板上。其中一块电极板置于患侧居髎穴上，另一块置于感觉异常中心，将治疗剂量调至患者能耐受为度，每次 20 分钟，每日 1 次。

2. 皮肤针叩刺加走罐，皮损处消毒后，先用皮肤针在患处沿足阳明胃经及足少阳胆经以中等刺激量均匀叩刺，以皮肤潮红为度。后行拔火罐，以皮肤紫红色为宜，隔日 1 次。

3. 5 天为 1 个疗程，3 个疗程后观效。

4. 结果 总有效率为 97%。

[云南中医中药杂志，2010，31（4）：38]

五十、围刺法结合体针治疗黄褐斑临床观察

1. 将 93 例女性黄褐斑患者随机分为观察组（45 例）和对照组（48 例）。

2. 围刺 消毒，取 1 寸针灸针，围绕斑片刺入 0.2mm，约 5～10 针，留针 40 分钟。

3. 体针 取曲池、合谷、血海、足三里和三阴交等穴，并随症加减。

4. 30 次为 1 个疗程。

5. 结果 观察组有效率为 97.8%。

[中华中医药学刊，2010，28（9）：1779]

五十一、中镇六穴结合梅花针刺络拔罐治疗带状疱疹后遗神经痛临床观察

1. 治疗组 33 例，体穴（神门、迎香、足三里，均取双侧），耳穴（神门、心、肺，两耳轮换使用）。

2. 用 32 号一次性针灸针直刺进针，平补平泻，留针 30 分钟，隔日 1 次，共 15 次。

3. 再用梅花针叩刺拔罐，隔日 1 次，共 15 次。

4. 结果　治疗组有效率为 90.91%。

[中华中医药学刊，2010，28（10）：2226]

五十二、埋线疗法结合面部挂针治疗黄褐斑临床观察

1. 埋线穴位　关元、气海、子宫、血海、足三里、三阴交、太冲、肝俞、曲池、合谷。

2. 用北京任晓艳穴位埋线医学研究中心发明的一次性穴位埋针及配套药线，深 1.5~2.0cm，2 周 1 次。

3. 面部挂针　用 0.5 寸毫针围刺皮损，留针 20~40 分钟，每周 2 次。

4. 4 周为 1 个疗程，8 周后评定疗效。

5. 结果　治疗组 38 例，总有效率为 92.11%。

[实用中医药杂志，2010，20（9）：644]

第三篇　证治专题讲座

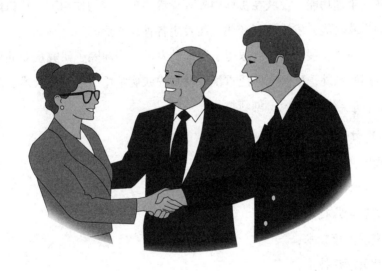

第十一章 皮肤病常用中医治疗技术简述

一、概述

皮肤位于人体的表面，是人体的重要组成部分，是人体的第一道防线，具有非常重要的生理功能。皮肤在机体内外环境等各种因素的作用下，可以降低或丧失正常的皮肤功能，发生病理变化，而发生各种皮肤病。

中医皮肤科发展至今，已取得了飞速的发展。当前除了研究皮肤病中药内用制剂和外用制剂外，受临床广泛重视的就是皮肤病常用中医治疗技术，现今尚无专著论述，应当继承传统，创新技法。

（一）分类

皮肤病常用中医治疗技术，常分为七大类：

1. 一般治疗技术；
2. 美容治疗技术；
3. 熏洗治疗技术；
4. 针灸治疗技术；
5. 理化治疗技术；
6. 手术治疗技术；
7. 其他治疗技术。

（二）科室设置

除专业性皮肤病科研、教学、防治单位外，中医皮肤科的设置一般包括三个部分：

1. 诊病室 男女检查有隔间。

2. 检验室　能进行真菌、病理、细胞、皮温、荧光等专业检测。

3. 治疗室　能进行一般、美容、熏洗、针灸、理化、手术等疗法。

（三）意义

中医皮肤科医师必须要积极学好用好常用治疗技术，其意义如下：

1. 可以使理论与实践相结合，了解治疗方法与效果。

2. 只有亲自动手参加操作，方能掌握治疗技术的改进或创新。

3. 可指导带教学生学习，掌握实用技能。

4. 科研项目中的治疗技术必须掌握，以便掌握第一手资料，及时发现问题，改进方法。

5. 在推广应用或学习其他新技术新疗法时，已具备一定的操作基础。

中医皮肤科的治疗技术从古至今，内容丰富，疗效突出。针灸疗法、拔罐疗法、按摩疗法、熏洗疗法、膏药疗法等已在临床上大放光彩。而治疗技术亦在与时俱进，中西医结合更为可喜，而且突出了整体观点，如喷雾疗法、熏蒸疗法、贴穴疗法、面膜疗法、倒膜疗法等。同时一些新研制的内用与外用药物，也发展迅速，这使治疗技术又增加了新的亮点，如五妙水仙膏疗法、拔甲膏拔甲疗法、生物疗法等。可谓百花争艳，欣欣向荣。

二、展望

1. 希望皮肤科加强协作，制订统一的课题研究方案，制定常见病种诊疗标准，成立病种专题协作小组，以取得新的突破。

2. 各学科要相互协作，相互沟通，分工合作，使中药、药理、基础、临床各有分工，使科研成果很快转化为临床应用。

3. 应学好中西医基础理论，结合临床需要，选题攻关，创新技术，创新疗法。

4. 做好治疗技术的人才培养工作，加强治疗技术的设备更新，遵守操作规范，为患者治疗提供优质服务。

5. 临床应与科研及工厂合作，共同研制皮肤科专用器械，如痤疮刮匙、酒渣鼻划痕刀、修脚刀（片刀、轻刀、条刀、抢刀等）、熏蒸仪、刮痧板、磁疗仪、冲洗器等，国内难见有产品供应，故值得重视。

第十二章　皮肤美容和保健的
原则与方法

一、皮肤美容

(一) 医学美容

1. 医学美容　医学美容是一门以医学原理为指导，应用医学与美学相结合的方法来研究、维护、修复及再塑人体的健康完美的学科。

皮肤医学美容是一门以皮肤医学为基础，以医学与美容手段来维护或增进皮肤的健美及功能正常，提高生命美感与生活质量的边缘学科。皮肤美容是美容学中非常重要的内容，常可分为：

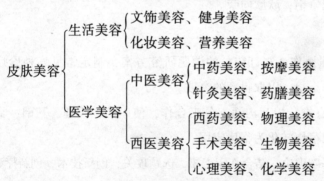

2. 美容性皮肤病　美容皮肤科学是以皮肤病为研究对象，对损容性皮肤病加以积极的防治，以改善皮肤的健美与功能。因此损伤美容的皮肤病统称为美容障碍性皮肤病，简称美容性皮肤病。美容性皮肤病在医学美容中占有极其重要的地位：

(1) 美容性皮肤病在医学美容实施对象中占有重要的比例，约占56%。

(2) 美容性皮肤病在损容性疾病中具有慢性复发性容显性，是美容疾病中的主要防治对象。

（3）美容性皮肤病往往是系统性疾病的表现之一，如红斑狼疮、皮肌炎、硬皮病等，应加以积极合理的诊治。

（二）皮肤美学

1. 皮肤美学　人体健美的基础是人体健康，而健美的皮肤是健康状态的标志，因此皮肤美学具有重要的意义：

（1）体现健美状态　完整的皮肤结构，协调的皮肤功能，是人体的完美统一。正常健美的皮肤必须红润柔嫩、光滑细腻、白皙透红、晶莹剔透。

（2）释放美感信息　健美的皮肤可以向外界释放美感信息，当然在年龄、性别、职业、民族等方面有一定的差异性，如女性皮肤细腻柔润，男性皮肤坚实阳刚；老人深皱银发，儿童润滑丰满等。

（3）皮肤心理情感　心理活动具有主观色彩及个性特点，中医的七情可致皮肤各种表现。因此保持欢乐的情绪，对皮肤健美非常重要。

2. 美学特点　具有三性。

（1）统一性　健美的皮肤形式与内容应统一，具有最佳体现：如对称、均衡、匀称、和谐、结构、色调、状态、表面等均可反映在皮肤上。

（2）和谐性　健美的皮肤应使形态与气质和谐协调，表现在职业、生活、言语、举止上的美好形象。

（3）差异性　不同的地域、不同的民族、不同的习惯、不同的职业等会使皮肤与毛发存在着个性，只要皮肤健康无病，均有着个性美。

3. 美学表现　皮肤健康首先应没有皮肤疾病。

（1）健美的皮肤表现　应从肤色、光泽、润滑、细腻、弹性、体味、表情等方面观察；

（2）皮肤黏膜的疾病　如果发生皮肤病，例如痤疮、甲癣、斑秃、唇炎、黄褐斑等，均有碍皮肤美容，更无美学释放。

4. 美学原则　皮肤美容时，应注意五个原则：

（1）审美原则　要遵循和谐即美的原则，国际上称为 TPO 原则：

T（time）：代表时间、年龄、时代；

P（position）：代表地区、地点、场所；

O（object）：代表对象，即个体的形态、肤色、气质、种族等。

因此美容工作者要牢记 TPO 原则。

（2）"黄金律"原则　又称黄金比、黄金数、黄金分割律等。古希腊毕达哥拉斯发现了"黄金律"（golden ratio），是一种和谐的比例关系。基本公式为：

A＞B，则 A∶B＝（A＋B）∶A；

约为 1∶0.618 或 1.618∶1。

符合这个比率，就是和谐美。例如颜面的长宽比、眼外眦与口裂比、口裂与鼻底比、躯干长宽比等，符合黄金律才能称为和谐，所以人体美是黄金律的天然集合，任何美容方法均不能破坏这个比率。

（3）"皮肤生物钟"原则　人体皮肤的生理代谢在规律的变化着，其规律如下：

①夜间（23∶00～5∶00）：新陈代谢率最低，只有生长素分泌增加，故细胞生长及修复功能最旺盛；

②凌晨（5∶00～8∶00）：肾上腺皮质激素分泌增加，而脑垂体分泌生长素减少；

③上午（8∶00～12∶00）：皮肤代谢旺盛；

④中午（12∶00～15∶00）：皮肤血流量减少，吸收能力减弱；

⑤下午（15∶00～20∶00）：皮肤血流量又恢复增强，吸收力也增强；

⑥晚上（20∶00～23∶00）：皮肤代谢又处于低潮。

因此生物钟是人体功能变化规律的缩影，可运用于指导皮肤保健美容的时间安排，其规律如下：

①上午（8∶00～12∶00）：可做损容性皮肤病的治疗，如文饰、祛斑、植毛、除疣、祛痣、倒膜等；

②午后（12∶00～15∶00）：午休，美容停用；

③晚上（19∶00～21∶00）：可做洁面、按摩、气浴等；

④夜间（22∶00～6∶00）：休息与熟睡。

（4）预防过敏的原则　人体的皮肤结构精良，功能齐全，是人体的天然屏障。因此在采用任何美容方法时，都要考虑过敏的可能性，如化妆品皮炎、染发皮炎、油彩皮炎等。另外日用化妆品品种繁多，成分复杂，如增白霜、防晒霜、祛斑霜、雀斑霜等，均可发生接触性皮炎。因此美容时必须要注意过敏史，皮肤试验，使用正规优质产品，以减少过敏性皮肤病的发生。

（5）防止损容的原则 在日常美容或医学美容中，积极防止在护理与治疗中的毒副反应，避免造成损容或毁容。例如腐蚀剂引起的瘢痕、冷冻引起的色斑、光化疗法引起的眼病等。因此实施美容中必须牢记该项原则。

二、皮肤保健

（一）皮肤的护理

1. 皮肤保健三部曲 皮肤保健是皮肤美容的首要任务，因为皮肤是人体最天然最美丽的衣裳。中医学既强调"中医治未病"，即"防胜于治"，又重视"整体观态"，即人是一个统一的整体，只有健康的身体，才有健美的皮肤。而皮肤保健三部曲首先应做好以下三个方面。

（1）洁肤 皮肤的清洁是利用水、香皂、清洁霜、洗面奶、磨皮膏等各种洁面剂，清除颜面及其他皮肤的污垢、异物、皮脂等。

①清洁方法 一般表层清洁可用清洁霜或洗面奶，除去灰尘与油污；深层清洁可用磨皮膏或磨砂膏除去污垢与皮脂；还可用仪器清洁，如洁面仪、洁面刷、离子喷雾器、痤疮针、无菌空针、电针、真空吸管等，除去面部皮脂栓及分泌物。

②清洁用水 宜用含矿物质较少的"软水"，如雨水、雪水、自来水、湖水、河水、塘水等，而不用含矿物质（钙盐、镁盐等）多的"硬水"，如井水、泉水、海水等。若一定要用"硬水"，可在水中加入少许硼砂或碳酸氢钠后再用。自来水中含有漂白粉，应放置半小时后再用。洗脸时水温以34℃～36℃为宜，洗脸或洗澡时一般先用温水，后再用冷水间断洗浴为佳。

③洁肤剂的种类

清洁霜：主要成分为乳化剂、蜂蜡、羊毛脂、香精、去离子水等，可清除油脂，多用于卸妆前使用。

香皂：成分为硬脂酸、碱、脂肪酸皂、羊毛脂、高级醇等，泡沫多，去污力强，但不宜久用。

洗面奶：成分为表面活性剂，含硼砂、羊毛脂、蜂蜡、抗氧化剂、去离子水等，可去除污垢、油污及异物等，但也不宜久用。

磨砂膏：成分为矿物性或植物性颗粒、白油等，可去除死亡细胞及油垢等，但不宜应用于过敏性皮肤、干性皮肤或感染性皮肤，更不能久用。

去死皮膏：成分为海藻胶、高岭土、胶合剂、润滑油脂、合成聚乙烯等，可除去角化细胞及污垢等，可应用于干性皮肤、过敏性皮肤等。

（2）润肤　护肤品对保持容貌健美非常重要。但是盲目使用护肤品往往事与愿违，不但不能使皮肤保健美容，而且还能发生许多不良反应。

①皮肤类型　分为四型。

中性皮肤　皮肤光泽润滑、丰满细腻、毛孔细小、肤色红润、敏感性较低。

油性皮肤　颜面多脂、油腻发亮、毛孔粗大、肤色较深、弹性良好、不易起皱、好发生脂溢性皮炎或痤疮等。

干性皮肤　颜面干燥、常有皮屑、皱纹细小、干枯灼痛、易受损伤。

过敏皮肤　又称敏感性皮肤，常可发生化妆品皮炎、颜面再发性皮炎、湿疹、皮炎等变态反应性皮肤病，故平时应避免接触过敏源，精心养护，少用护肤品。

②类型识别　方法有五种。

冷光镜试验法　在暗室中采用冷光镜检查颜面：蓝白色荧光者为健康皮肤；紫色或蓝紫色荧光者为过敏皮肤；暗褐色荧光者为色素沉着性皮肤；橘黄色荧光者为油性或痤疮性皮肤。

安全度检查法　采用透明胶纸，剪成1cm×2cm大小，分别贴在颜面、大腿内侧、前臂内侧，48小时后皮肤有潮红者为阳性，即为过敏性皮肤，少用化妆品、面膜或倒膜等。

肉眼观察法　根据皮肤特点，可以初步划分出皮肤类型。

纸巾油点法　将餐巾纸剪成4cm×5cm大小的纸片，分别贴敷在额部、双颊部、鼻部四处，2分钟后计数纸巾上的油渍数，计算公式：

点数/cm^2＝油渍总数÷20cm^2

<2点/cm^{2}者为干性皮肤，>4点/cm^{2}者为油性皮肤，2~4点/cm^{2}者为中性皮肤。

综合查表法　按附表合计值，0~1者为油性皮肤，2~3者为中性皮肤，4~

6 者为干性皮肤（表 12 - 1）。

　　计算公式：年龄 + 肤质 + 季节 = 合计值

表 12 - 1　皮肤类型查表法

点数	年龄（岁）	肤质	季节	合计值
0	< 30	油性	夏季	
1	31 ~ 45	中性	春秋季	
2	> 45	干性	冬季	

　　例如　某女性，28 岁，自认为中性皮肤，冬季发作或加重，查询护肤方法。28 岁为 0，中性皮肤为 1，冬季为 2，合计值为 0 + 1 + 2 = 3，故应按中性皮肤保养。

　　③护肤品的选择　油性皮肤者应选用含水分较多的水包油型护肤品；干性皮肤者应选用含油性较多的油包水型护肤品；中性皮肤者可应用以上两种类型护肤品，或人参脂素霜、珍珠霜等。润肤时可选用含有抗氧化剂的维生素 C、维生素 E 类霜剂，或新鲜瓜果（西瓜、木瓜、黄瓜、柠檬）、蛋清、蜂蜜等贴敷。

　　（3）按摩　中医学的美容按摩内容极为丰富，南北朝时期，陶弘景就已倡导按摩疗法，能使人面色红润、容光焕发。其作用为运动肌肤，湿润皮肤，舒展肤纹，减少皱纹，良性刺激，增强分泌，调节神经，减少疲劳。

　　①穴位按摩　常用穴位：太阳、睛明、四白、迎香、丝竹空、攒竹、印堂、承泣、颧髎、地仓、瞳子髎等。每穴按压 36 下，每日 1 次。

　　②经络按摩　在 12 条经脉中，有 5 条阳经及 3 条阴经（肝、肾、肺）均循行于头面部，于经脉行走部位进行按摩，对颜面皮肤有美容保健作用。足太阳膀胱经可改善黄褐斑等；足厥阴肝经可治疗雀斑及增白作用；足阳明胃经可减轻皮肤过敏；手少阳三焦经可治疗酒渣鼻等。

　　③梳头按摩　对防治脱发，减少皱纹均有良性刺激作用，采用木梳或角梳由前向后梳理，每日 3 次，每次 15 分钟左右。

　　④按摩手法　其手法为指掐、推拉、揉搓、拨打、啄叩等。

　　⑤按摩要求　面部按摩的要求有五点：即持久、有力、均匀、柔和、得气。

　　⑥按摩顺序　依次为额部、眼部、口部、面颊部、耳部，最后为头部。

2. 皮肤保健三要素

（1）运动与休息　只有加强全身运动，才能保证皮肤的健美。其中充分的睡眠应放在首位。

（2）营养与饮水　膳食要均衡，特别是绿色食品，可补充皮肤的营养。每日要保证饮 6～8 杯水，以补充皮肤水分。

（3）防光与防污　颜面皮肤要遮光，防止紫外线过度照射，同时颜面要经常洗脸，保持面部清洁卫生，防止感染性皮肤病的发生。

3. 皮肤保健三重点

（1）皮肤干燥　皮肤干燥平时多见，其发病机理为：角质层脂质减少；角质细胞中的天然湿化因子（NMF）减少；脱屑中桥粒的降解；肥皂及去污剂破坏脂质保护层；紫外线扰乱颗粒层的终末分化过程。

皮肤干燥的防治方法为：包封（凡士林、硅油等制剂）；润滑剂（矿物油、油脂、硅油制剂）；湿化剂（甘油、尿素、乳酸等制剂）。

（2）日光损伤　过度或长期日晒后可引起皮肤干燥、色斑、晒斑、皮肤光老化及皮肤肿瘤，在 UV 中，UVB 最强，UVA 最弱。防治时要注意避免强日光照射（上午 10 时至下午 14 时），使用二氧化钛或氧化锌的物理遮光剂（光保护指数 SPT 应在 30 以内）。

（3）敏感皮肤　是指皮肤对刺激物、变应原及环境因素容易发生变态反应，其中女性约 50%、男性约 20% 容易发生过敏，如内因（遗传、饮食、应激）与外因（化妆品、气候、污染、化学物、去污剂）均可引起皮炎、湿疹、痤疮、感觉过敏等。发生过敏后应积极医治。

（二）毛发的护理

1. 洗发与护发

（1）洗发　每个人都要洗发，但必须不能损伤头发，并保持头发健康光泽。因此要注意以下几点：洗发时头发应自然下垂；用温水冲洗头发；洗发水的用量标准是能让泡沫布满整个头发；用手指由发根向发梢轻轻按摩，不能用力过度。

（2）护发　要掌握以下方法：确信头发已彻底冲洗干净；护发素要按摩到全部头发，并保留 1～2 分钟，再用清水冲洗干净；用宽齿梳子由上而下多次梳顺；让头发自然干燥，少用吹风机。

2. 护发品的应用

（1）洁发香波　香波又称洗发精、洗发水、洗发膏，可去除污垢与头皮屑，并有梳理性、柔软性、润滑性。香波是一种含有不同成分的混合物，其主要成分如下：

清洁剂：为表面活性剂，产生的泡沫可将皮脂及污垢从头发及头皮上洗去。

调理剂：为一种护发成分。

添加剂：调理香波的稠稀度，pH 值在 3.5~4.5 时，作用更完美。

防腐剂：如对羟基苯甲酸甲酯、对羟基苯甲酸丙酯、咪唑烷基脲和二羟基甲基二甲基乙内酰脲（海因）等，防止营养物被细菌污染，保证了香波的安全性。

美学添加剂：如着色剂、香精、珠光剂等。

药用活性添加剂：如防治头皮屑的吡啶硫酸铜、吡啶硫酸锌、酮康唑、皂角提取物、芦荟提取物、人参提取物等。

香波的主要功能为：清洁洗涤功能，能有效去除头皮及毛发上的污垢及皮脂；使头发容易梳理，并带有微香。香波无致敏性及刺激性；不受水质、水温及发质而影响功效。

（2）护发素　护发素分子带少量正电荷，头发表面带负电荷，可发生中和作用，使头发具有修饰性、梳理性、光泽性。目前有两种应用方法：先用洗发香波，后用护发素；或用"二合一"香波更为简便实用，即采用二甲基硅氧烷，可同时获得洁发与护发的功效。

（3）定型胶　为发用类化妆品，目前有四种剂型。

①定型水　常用于湿发上，可产生柔软易洗的定型效果；

②定型摩丝　多用于干发上，可发生秀发效果；

③定型凝胶　常用的啫喱，男性黑发者常用；

④喷发胶　多用干性头发，有塑形及固发作用。

3. 护发剂的选择

（1）头发的性质

①中性头发　既无皮脂又不干燥，既没有烫发又没有染发，头发自然定型良好，头皮亮泽乌黑。

②油性头发　头发柔软无力，每根头发扁平细小，难以梳理，造型困难，洗

发后不久又变得油腻。

③干性头发　头发无光泽，头皮干燥与粗糙，头发难梳理，容易缠结，经化学处理过的头发，如烫发、漂白、染发等，头发易开叉、干裂、卷曲。

（2）香波的选择　中性者用一般香波即可；油性者选择去油型"二合一"香波；干性者选择油型"二合一"香波（高频率型）。

4. 注意事项

（1）美发的不良反应　头发变绿、泡沫状发、喷发胶堆积、鸟巢状发、染发皮炎、脱发、断发等。

（2）美发的频率　烫发易损伤头发，最好一年不超过 2 次。染发也会损伤头发，通常半年染发一次为宜，同时染发前一定要做皮肤试验，否则容易发生"染发皮炎"。

（三）皮肤的老化

1. 生理性老化　随着年龄的增长，一般在 50～60 岁后皮肤会出现皱纹、色素斑、松弛、干燥、粗糙、多屑等，另外还有白发、秃发、耳毛和鼻毛增长、甲嵴、甲变色等，故生理性老化又称老征。

2. 病理性老化　多由日光，特别是紫外线过度或长期照射有关。可发生多种皮肤病，如项部菱形皮肤、老年色素斑、老年性白斑、老年疣（脂溢性角化病）、老年角化病（日光性角化病）、原位鳞癌（Bowen 氏病）、恶性痣、鳞癌、基底细胞癌、黑色素瘤等。

3. 抗衰养颜　衰老是自然规律，但可延缓衰老的进程。皮肤衰老的原因为：自由基的增多，抗氧化酶活性的下降，单胺氧化酶活性增强，微量元素减少，免疫功能降低，激素功能降低，紫外线照射过量，环境污染等内外因素所致。抗衰养颜药物有：

（1）西药类

①自由基清除剂　如超氧化物歧化酶（SOD）外用，维生素 E、维生素 C、维生素 A 口服。

②单胺氧化酶抑制剂　如普鲁卡因制剂，国产制剂有福康宁、益康宁等。

③其他抗衰养颜药物　如美托洛尔，25mg/次，3 次/天，口服；阿司匹林，

0.3g/次，1次/天，口服。

（2）中药类

①单味类 可选用黄芪、枸杞子、人参、黄精、生薏苡仁、百合、赤小豆、党参、何首乌、蜂蜜等。

②药膳类 可选用以下药膳方：

黄芪粥：黄芪15g、当归15g、白芍15g、熟地黄15g、生姜3g、羊肉1000g、粳米100g。羊肉久煎取汁，加入药物再煎，去渣存汁，入米煮粥，早晚空腹时食用。可补养气血，使容颜红润，皮肤细嫩。

赤豆粥：赤小豆100g、黄精50g、粳米200g、白糖250g、淀粉50g、水2500mL。除白糖及淀粉后下外，其余均用文火煮粥，每日早晚各服30g。可补养气血，和胃生津，抗老防衰。

枸圆粥：枸杞子300g、龙眼肉300g、生薏苡仁100g、百合10g。前二味久煎去渣存汁，再入后二味，煎煮成粥，再放入白糖及蜂蜜少许，搅匀，每日早晚各服10~20g，有益肾补血，清热润燥，润肤养颜，并可消除扁平疣及痤疮。

（四）皮肤的健美

1. 影响皮肤健美的因素

（1）内因

①遗传因素 很多皮肤疾患与遗传素质有关，如男性脱发、太田痣、雀斑、色素痣等。

②内分泌因素 如影响美容的痤疮、黄褐斑、脂溢性脱发等。

③免疫因素 如颜面慢性盘状红斑狼疮、条状硬皮病、皮肌炎等。

④过敏因素 如颜面湿疹与皮炎、血管神经性水肿等。

⑤疾病因素 如睑黄瘤、面部单纯糠疹、黑棘皮瘤等。

（2）外因

①日光因素 如过度长期紫外线照射，可使皮肤变黑、沟纹加深，老年斑过早发生，或致日晒伤、皮肤癌等。

②温度因素 如面部冻疮、火激红斑、烫伤等。

③理化因素 如化妆品皮炎、药疹、职业性痤疮、油疹、放射性皮炎等。

④生物因素　如颜面丹毒、脓皮病、体癣、扁平疣等。

（3）饮食　饮食和皮肤关系密切，在《内经》中早有记述，如"味过于甘，色黑"等，《素问·五脏生成》又曰："是故多食咸，则脉凝泣而变白；多食苦，则皮槁而毛拔。"

①三大要素　蛋白质缺乏可过早出现皱纹；脂肪过多可使皮肤过早衰老；糖类过多可加重痤疮。

②维生素　维生素 A 缺乏可使皮肤干燥角化；维生素 B_2 缺乏可至口角炎、唇炎、舌炎及阴囊炎；维生素 C、维生素 E 是目前抗衰老的首选药物。

（4）精神　中医学历来重视情志致病，七情变乱失常，也可引起或加重皮肤病，如神经性皮炎、斑秃等。

2. 合理保养皮肤

（1）保护措施

①保持精神愉快。

②极早防治全身疾病。

③纠正不良习惯。

④合理膳食。

⑤避免滥用外用药及化妆品。

⑥避免日光暴晒。

（2）清洁卫生　应保持皮肤的清洁卫生，要用科学的洗涤方法，包括洗发、洗脸、洗澡。一般要求使用软水、中性肥皂（软皂、香皂）、多脂皂（硼酸皂）等。

（3）护肤化妆　目前护肤化妆品种类繁多。

①日用护肤品　雪花膏、润肤露、香脂、冷霜、蜜剂等。

②药用美容护肤品　如人参霜、灵芝霜、珍珠霜、银耳霜、胎盘膏、参茸霜等营养用品，及粉刺霜、祛斑霜、增白霜、雀斑霜、除皱霜等治疗用品。

③修饰类化妆品　香粉、粉饼、胭脂、唇膏、眼影粉、指甲油、香水、固发剂、染发剂等。

护肤化妆品均需科学合理的选用，否则会发生刺激反应、过敏反应、光敏反应、毒性反应等。一旦产生皮肤病变，应立即停用，并到医院就诊治疗。

第十三章　病毒性皮肤病

一、概述

病毒性皮肤病是由病毒引起的皮肤黏膜性病变。病毒在自然界中分布很广，种类繁多。其特点是：

（1）体积较细菌小，直径约为 $20\sim300\mu m$。

（2）本身无完整的酶系统，结构简单。基本单位为病毒颗粒，核心为核酸（RNA 或 DNA），是繁殖致病与遗传变异的物质基础；外壳为蛋白质衣壳，起保护核酸的作用，并含有抗原决定簇，能刺激机体产生免疫反应，其表面还有吸附的特异性物质，这决定了病毒的亲嗜性。

（3）寄生在细胞内，以复制方式增殖。

（4）对外界抵抗力不强，但耐寒，故以低温保存。

病毒中只有一小部分能产生皮肤黏膜病变。病毒入侵后具有亲嗜性，如嗜神经表皮者引起带状疱疹、嗜表皮者引起疣病等。病毒入侵后也有隐性感染（亚临床）、慢性感染（长期共存）、癌性感染（致癌性）。

病毒性皮病的诊断主要依据临床与检测。目前实验检查有：病毒分离、直接镜检、血清检测。

病毒性皮肤病的分类有三型：

（1）水疱型　如单纯疱疹、带状疱疹、水痘、天花、牛痘等。

（2）发疹型　如传染性红斑、婴儿玫瑰疹、麻疹、风疹等。

（3）新生物型　如扁平疣、寻常疣、跖疣、尖锐湿疣、传染性软疣等。

病毒性皮肤病分类见表 13-1。

表 13 – 1　病毒所致的皮肤病

病毒名称			临床致病
DNA 病毒	疱疹病毒	单纯疱疹病毒	单纯疱疹、水痘样疹
		水痘 – 带状疱疹病毒	水痘、带状疱疹
		巨细胞病毒	新生儿巨细胞病毒感染
		类疱疹病毒（EB 病毒）	传染性单核细胞增多症
	痘病毒	天花病毒	天花、牛痘、牛痘样湿疹
		副牛痘	挤奶员结节、羊痘
		传染性软疣病毒	传染性软疣
	乳头多瘤空泡病毒		寻常疣、疣状表皮发育不良、扁平疣、跖疣、尖锐湿疣
RNA 病毒	小 RNA 病毒	埃柯病毒（ECHO）	$ECHO_9$ 感染、$ECHO_{16}$ 感染（Boston 疹）
		柯萨奇病毒（Coxsackie virus）	手足口病、疱疹性咽峡炎
	副粘病毒	麻疹病毒	麻疹
		呼吸道合胞病毒	合胞病毒感染
未分类病毒			传染性红斑、婴儿玫瑰疹、小儿丘疹性肢端性皮炎（埃柯综合征）

二、证治

（一）病种

病毒性皮肤病，临床上常见的有：寻常疣、扁平疣、跖疣、传染性软疣、单纯疱疹、带状疱疹、水痘、羊痘、风疹、手足口病、Kaposi 水痘样疹、巨细胞病毒感染、疣状表皮发育不良、鲍恩样丘疹病、挤奶员结节等。

（二）病例

1. 带状疱疹

（1）内治疗法

①肝经热毒证　龙胆泻肝汤化裁：龙胆草 6g，栀子 9g，泽泻 9g，关木通 6g，当归 3g，黄芩 9g，生地黄 9g，柴胡 6g，生甘草 6g，水煎服。

②气滞血瘀证　桃红四物汤化裁：熟地黄 12g，当归 9g，白芍 9g，川芎 6g，桃仁 9g，红花 6g，水煎服。

（2）外治疗法

①初期疱疹　三黄洗剂：大黄、黄柏、黄芩、苦参各 50g，共研极细末，兑蒸馏水 1000mL、医用苯酚 10mL，搅拌均匀即成，每日多次外搽。

②中期破疹　四黄软膏：黄连、黄柏、黄芩、大黄、乳香、没药各 50g，加入凡士林 1000g 中熔化调匀，外用。

③晚期破溃　紫草油膏：紫草 300g，芝麻油 1000mL，煎枯去渣存油，包敷。

（3）其他疗法　针刺、耳埋、拔罐、熏洗、熏蒸、磁疗、艾灸、光针、电针等，亦非常有效，亦可配合中成药六神丸、七厘散、云南白药、新癀片等应用。

（4）西医疗法　内用阿昔洛韦、伐昔洛韦等，疼痛者加服吲哚美辛、阿司匹林、布洛芬、阿米替林、多塞平等。必要时加用泼尼松等口服。外用西多福韦霜、伐昔洛韦霜等。也可用 TDP、氦氖激光、微波等照射。

2. 疣

（1）内用疗法　清肝消疣汤化裁：柴胡 12g，郁金 10g，香附 10g，生牡蛎 30g，牡丹皮 10g，石决明 20g，赤芍 6g，紫草 9g，玄参 9g，大青叶 12g，薏苡仁 15g，生甘草 5g，水煎服。

（2）外用疗法

①寻常疣　去疣酊（大黄 30g，红花 10g，莪术 10g，板蓝根 20g，紫草 10g，木贼 20g，香附 20g，夏枯草 10g，马齿苋 20g，75% 酒精 1000mL，浸泡 1 周后滤渣存酊）外用。五妙水仙膏、水晶膏等点涂，尚有熏洗、艾灸、耳压、针刺、水针等疗法。

②跖疣　浸疣剂（木贼、香附、夏枯草、板蓝根、马齿苋、黄柏、川椒各 20g）煎水浸泡足部，每日 1～2 次，连用 1～2 个月。泡后削去角质层，外用鸡眼散包扎。

（3）其他疗法　扁平疣，可用针灸、耳穴、激光针等治疗，传染性软疣采用挑除法可一次性治愈。

（4）西医疗法　冷冻、激光、微波、电烧等。口服左旋咪唑、异维 A 酸，肌注聚肌胞、胸腺素等；外用氟尿嘧啶软膏等，但疗效均欠佳。

第十四章　化脓性皮肤病

一、概述

由化脓性球菌感染引起的皮肤病称为脓皮病。本病主要由葡萄球菌和链球菌引起。

1. 葡萄球菌　呈圆形或卵圆形，直径约 0.8μm，常排列成一串葡萄状而得名，固紫染色阳性。分为金黄色、白色、柠檬色葡萄球菌三种，以金黄色致病力最强，白色次之，柠檬色很少。其致病力主要由毒素及酶能力而定。如：①溶血素；②凝固酶；③肠毒素；④纤维蛋白溶酶；⑤杀白细胞素；⑥皮肤坏死毒素；⑦扩散因子（透明质酸酶）；⑧致死毒素。

2. 链球菌　呈球形或卵圆形，直径约 0.5 ~ 1μm，多呈链状排列而得名，固紫染色阳性。分为甲、乙、丙三型，以乙型溶血性链球菌致病力最强，产生的毒素和酶与葡萄球菌相同，而不同点是不产生凝固酶而产生红疹毒素（外毒素），所以链球菌入侵后，多有明显的红斑或红疹，如丹毒、猩红热、淋巴管炎等，另外还产生脱氧核糖核酸酶，具有扩散作用，使细胞难以修复。

人体皮肤有巨大的保护作用，皮肤上有"正常菌群"，通常为细球菌种、粉刺棒状杆菌等，平均每平方厘米约有 6 万 ~ 8 万个细菌（其中手有 600 个、前臂有 60 个，肩胛 300 个，腋窝 50 万 ~ 100 万）。而以上细菌所以未能致病，原因就是皮肤有强大的抵抗能力：

①皮肤角质层为天然的屏障；

②皮肤可分泌皮脂，由细菌水解为脂肪酸从而抑制细菌；

③皮肤表面的 pH 值为 5.5 左右，不利于细菌生长；

④静电荷可减少细菌的附着力。因此保护好皮肤，注意卫生是非常重要的。

3. 致病的原因

（1）外因　病原体在皮肤破损后入侵，葡萄球菌有凝固酶，可生产血栓，引起败血症，如疖肿一定不能挤压；而链球菌在皮肤微小损伤后可凭扩散因子进入，在淋巴间隙内增生；而红疹毒素则可使皮肤产生红斑等。

（2）内因

①机体抵抗力下降　糖尿病等。

②患瘙痒性皮肤病　如湿疹皮炎等。

③表皮损伤　如外伤浸渍等。

④精神因素　失眠、劳累等。

⑤小儿皮肤薄嫩。

⑥其他　季节、职业、卫生等。

关于细菌感染后的免疫反应，一般分为三个阶段：

①感应阶段，即原始非特异性反应；

②反应阶段，即继发性特异性反应；

③效应阶段，即特异性记忆性免疫反应。

因此菌苗疗法正待研究。

4. 化脓性皮肤病的分类（表14－1）

表14－1　化脓性皮肤病的分类

部位	致病菌	病名	证候特点
表皮、真皮	金黄色葡萄球菌、溶血性链球菌	脓疱疮	好发于暴露部位，脓疱、结脓痂、淋巴肿大
		臁疮	传染性强，可继发肾炎
毛囊及毛囊周围组织	金黄色葡萄球菌、白色葡萄球菌	毛囊炎	多发头皮、毛囊性丘疹
		须疮	胡须疮、脓疱与丘疹，有毛贯穿
	金黄色葡萄球菌	疖、疖病	面颈臂多发，炎症硬结、疼痛，反复发作为疖病
		痈	成片红肿
		枕骨下硬结性毛囊炎	枕骨后颈部丘疹、硬结、溢脓
		汗腺炎（假疖）	多见于婴幼儿，脓性结节、无脓栓
		大汗腺炎（化脓性汗腺炎）	多见于腋窝、外生殖器等，硬结、瘢痕

续表

部位	致病菌	病名	证候特点
浅淋巴管	溶血性链球菌	淋巴管炎	条状红丝、淋巴结肿大
		丹毒	红肿性红斑、发热
皮下疏松结缔组织	金黄色葡萄球菌、溶血性链球菌	蜂窝织炎	大片红肿热痛、发热等

二、证治

(一) 病种

脓疱疮、新生儿脓疱疮、下肢溃疡、毛囊炎、毛囊性脓疱疮、须疮、疖肿、疖病、痈、枕骨下硬结性毛囊炎、汗腺炎、大汗腺炎、淋巴结炎、淋巴管炎、葡萄球菌皮肤烫伤样综合征、下疳样脓皮病、坏死性痤疮、化脓性甲沟炎、蜂窝织炎等。

(二) 病例

1. 脓疱疮

(1) 内治疗法　解毒清热汤化裁：金银花、六一散（包）、蒲公英、野菊花、大青叶各10g，连翘、黄芩、赤芍各6g，水煎服。

(2) 外治疗法　先用脓疱疮清洗液（紫草、黄柏、金银花、野菊花、绿茶叶各10g，加水1000mL，煎煮滤渣），洗敷创面，再外用黄连软膏、紫草油剂等。

(3) 其他疗法　熏洗、贴敷、贴脐、针刺、耳针疗法等可选用。

(4) 西医疗法　内用抗生素，外用0.1%雷凡诺尔溶液洗敷，外用夫西地酸乳膏、莫匹罗星软膏或复方多粘菌素B软膏等。

2. 毛囊炎

(1) 内用疗法

①湿热毒邪证　毛囊炎Ⅰ号方化裁：金银花、连翘、白鲜皮各12g，大青叶、蒲公英、茯苓、生薏苡仁、防己、防风、甘草各9g，水煎服。

②阴虚热毒证　毛囊炎Ⅱ号方化裁：生地黄、党参、黄芪、二冬（天冬、麦冬）、金银花、连翘各12g，紫花地丁、菊花、板蓝根、黄芩各9g，水煎服。

（2）外治疗法　芫花溶液、黄连溶液等外洗，毛囊炎软膏（黄连、雄黄、寒水石、紫草各30g，生白矾80g，共碾极细粉，加入凡士林1000g配成20％毛囊炎软膏）外用。

（3）其他疗法　洗敷、熏洗、针刺、耳埋丸等疗法可选用。

（4）西医疗法　内用抗生素。外用10％硫黄鱼石脂软膏，5％氧化氨基汞（白降汞）软膏、新霉素软膏、复方多粘菌素B软膏。另可用紫外线照射等。

第十五章　真菌性皮肤病

一、概述

真菌是一类真核细胞微生物，少数以单细胞存在，多数以多细胞存在。真菌不分根茎叶，并缺乏叶绿素，具有孢壁和孢核，可进行有性和无性繁殖。

真菌约有十万种左右，其中只有极少数者能致病。致病真菌分为浅部及深部两类：

（1）真菌侵犯表皮角质层、毛发和甲板，引起浅部真菌病，简称癣。

（2）真菌侵犯皮肤、黏膜、内脏、骨骼、神经系统和结缔组织，称为深部真菌病。

真菌生长和繁殖因素如下：

（1）营养　炭和氮是主要的，没有营养物，生长也不良，如常用的"保守琼脂"。当然也需要微量的微生物和矿物质。

（2）温度　浅部真菌生长温度为22℃～25℃，深部真菌为37℃。

（3）湿度　多为高湿度时活跃，故宜在半固体培养基中生长。

（4）酸度　浅部真菌的 pH 值在4～10（5～7最佳）。

（5）空气　绝大部分为需氧者。

（6）光线　真菌对日光及紫外线反应有三种，即诱导反应、抑制反应、向光反应。因此临床上预防时应向患者讲解清楚，防止真菌在皮肤的生长繁殖等。

二、真菌检查方法

真菌检查方法最基本的为直接检查和培养接种。

（一）直接检查

注意三个环节：采集标本、制作玻片（氢氧化钾涂片、生理盐水涂片、墨水涂片、染色涂片）、镜检真菌（菌丝、孢子、低倍镜下观察、高倍镜下证实）。阳性（＋）表示有真菌存在，但阴性（－）不能完全排除。每位皮肤科医师都要亲自操作，发印报告。

（二）培养检查

为确定菌种，多数真菌可行人工培养。常用培养基为葡萄糖（4%）、蛋白胨（1%）、琼脂（2%）做成斜面试管，接种后放在25℃温箱（深部真菌为37℃）中，培养1～2周后可做鉴定。菌种鉴定方法为外形观察和显微镜检查。

1. 外形观察

（1）菌落的性质 ①酵母型（如隐球菌）；②酵母样型（如念珠菌）；③双相型（如孢子丝菌）；④霉菌（羊毛样，如红色毛癣菌；绒毛样，如断发毛癣菌；黄蜡样，如黄癣菌丝；粉末样，如石膏样毛癣菌）；⑤细菌型（如放线菌）。

（2）菌落的大小 大小不一，如红色毛癣菌充满斜面，紫色毛癣菌呈斑点状。

（3）菌落的表面 平滑状（如石膏样毛癣菌）、皱纹状（如孢子丝菌）、沟纹状（如红色毛癣菌）、同心状（铁锈色小孢子菌）。

（4）菌落的颜色 可呈各种颜色，菌落呈红色（红色毛癣菌）、铁锈色（铁锈色小孢子菌）、紫色（紫色毛癣菌）、灰黑色（裴氏着色芽生真菌）等。

（5）菌落的边缘 整齐（叠瓦癣菌）、放射（黄癣菌丝）等。

（6）菌落的下沉 个别有下沉者（断发毛癣菌、絮状表皮癣菌），可使培养基裂开。

2. 显微镜检查

（1）菌丝 单纯、球拍、梳形、鹿角、螺旋、关节、结节等形态。

（2）孢子

①无性孢子 多为致病真菌，有叶状孢子、分生孢子、孢囊孢子；

②有性孢子　多为非致病性真菌，有卵孢子、接合孢子、子囊孢子、担孢子等。

皮肤科医生应掌握真菌培养技术，不但有利于临床水平的提高，且在中药科研中能发挥极其重要的作用，如中药抗真菌的研究等，具有说服力，亦有科学根据。

浅部真菌病分类见表15-1。

表15-1　浅部真菌病分类表

类别	型别	组织内形态	菌名	病名
寄生性	发内型	菌丝	黄癣菌丝	黄癣（头、体、甲）
		关节菌丝	紫色毛癣菌	黑癣掌黑癣、体癣
		关节菌丝	断发癣菌、断发毛癣菌	体癣、黑癣掌黑癣
	发外型	孢子	铁锈色小孢子菌	白癣、体癣
			羊毛状小孢子菌	脓癣、体癣
			石膏样小孢子菌	体癣、脓癣
	皮内型	菌丝	红色毛癣菌	体癣、股癣、手癣、足癣、甲癣
			石膏样毛癣菌	脓癣、体癣、手癣、足癣、甲癣
			絮状表皮癣菌	手癣、足癣、甲癣、股癣
			叠瓦状癣菌	叠瓦癣
腐生性	皮屑型	菌丝、孢子	花斑癣菌	花斑癣
		菌丝、孢子	糠秕孢子菌	糠秕孢子菌性毛囊炎
	毛发型	菌丝	腋毛癣菌	腋毛癣

三、证治

（一）病种

花斑癣、糠秕孢子菌性毛囊炎、掌黑癣、发结节病、头癣（黄癣、白癣、黑癣）、须癣、体癣、股癣、手癣、足癣、甲癣、叠瓦癣、毛癣菌性肉芽肿、癣菌疹、着色真菌病、孢子丝菌病、虫霉菌疮、叶状霉菌病、放线菌病、足癣肿、组织胞浆菌病、芽生菌病等。

（二）病例

1. 手足癣

（1）内治疗法

①手癣 鹅掌风汤化裁：苦参 20g，白鲜皮 15g，白蒺藜 10g，紫花地丁 10g，蒲公英 15g，黄柏 10g，乌梢蛇 20g，当归 10g，赤芍 12g，牡丹皮 10g，水煎服。

②足癣 脚湿气汤化裁：蒲公英、紫花地丁、萆薢、薏苡仁、滑石、茵陈、生地黄各 15g，野菊花 30g，甘草 6g，水煎服。

（2）外治疗法

①浸渍型 治癣熏洗剂：荆芥、防风各 10g，地骨皮、艾叶各 18g，川芎 12g，加水 2000mL，水煎熏洗，每日 2 次。

②水疱型 治癣酊剂：黄柏、土荆皮、生大黄各 6g，蛇床子 10g，水杨酸 15g，樟脑 3g，75% 乙醇 500mL，浸泡 24 小时备用，外用。

③鳞屑型 治癣浸泡剂：防风、荆芥、透骨草、土荆皮、百部、苦参各 30g，大枫子、王不留行、皂角刺各 20g。头煎加水 1500mL，煎成 1000mL；二煎加水 1000mL，煎成 500mL，两煎混合，再加白醋 500mL，调匀。每次取 1000mL 分早中晚 3 次浸泡，每次 30 分钟，3 周为 1 个疗程。

④增厚型 10% 硫黄霜 100g，加入徐长卿细粉 10g 调匀，外用，并可加电吹风热烘。

（3）其他疗法 熏洗、浸泡、外搽、艾灸等法可选用。另外中成药疯油膏、润肌膏、雄黄膏、癣药膏、癣药水也可配用。

（4）西医疗法 可选用抗真菌药物（伊曲康唑、氟康唑、特比萘芬等）口服。外用药：水疱型用克霉唑酊剂外用；鳞屑型用布替萘芬软膏、卢立康唑乳膏等外搽；浸渍型用 1% 依沙吖啶溶液湿敷；角化型用尿素乳膏等。

2. 体股癣

（1）内治疗法 二妙丸加味：炒黄柏、炒龙胆草、焦山栀、赤茯苓各 10g，苍术 15g，生地黄、车前子（包）、萆薢各 12g，白茅根 30g，白鲜皮、苦参、威灵仙各 6g，甘草 6g，水煎服。

（2）外治疗法

①丘疱疹时，外用癣药水（土荆皮 30g，蛇床子 15g，50% 酒精 240mL，浸泡 3 昼夜，滤渣存液）。

②糜烂时，外用 5% 黄柏溶液冷湿敷。

③脱屑时，外用癣药膏（土荆皮 100g，雄黄 50g，氧化锌 100g，青黛 20g，凡士林 1000g，调膏）。

（3）其他疗法　熏洗疗法、酒剂疗法（15% 丁香油）、贴敷疗法、扑粉疗法等外治。

（4）西医疗法　复方苯甲酸软膏、卢立康唑乳膏、益康唑霜、联苯苄唑霜、布替萘芬软膏、特比萘芬霜等外用。

第十六章　寄生虫性皮肤病

一、概述

寄生虫是指必须依靠另一类体型较大的生物方能生存的低等动物。而被寄生虫依靠的生物称为宿主。寄生虫均以宿主作为寄生载体，并从宿主体内摄取营养物质而生存，这种方式称为寄生。专营寄生生活的生物包括寄生虫和非动物性的微生物。由于寄生虫在宿主内生存，损害宿主而引起寄生虫病。

1. 寄生虫对宿主的致病作用　从入侵、移形、定居、繁殖、死亡均可对宿主造成伤害。作用方式主要有四种：①夺取宿主营养；②机械性损伤；③化学毒性；④免疫损伤。

2. 宿主对寄生虫的免疫应答　一般可分为三类：

（1）缺乏有效的保护性免疫，即对再感染无抵抗力，故容易发生重复感染（如蛔虫、阿米巴等）；

（2）非消除性免疫，即免疫不彻底（如疟原虫的带虫免疫、血吸虫的伴随免疫）；

（3）消除性免疫，非常少见（如利什曼原虫引起的黑热病）。

3. 寄生虫的传播流行　必须有三个环节：

（1）传染源　可以是患者、带虫者、保虫宿主动物，排出的虫体侵入另一宿主；

（2）传播途径　经过食物、水、土壤、接触等途径，经口、呼吸道、皮肤、昆虫传播；

（3）易感人群　一般人群对寄生虫都是易感的。

4. 寄生虫的分类　可寄生于人体的虫种达百余种，但主要的仅为数十种，分类见表 16 – 1。

表 16 – 1 寄生虫动物学分类

分类	病种
原生动物门	阿米巴、利什曼原虫（病）
扁形动物门	血吸虫、绦虫（病）
线形动物门	钩虫、丝虫、蛲虫（病）
棘头动物门	猪巨吻棘头虫（病）
节肢动物门	蚊、蝇、蚤、虱、蜱、螨（病）

二、证治

（一）病种

1. 原虫性皮肤病　皮肤阿米巴病、滴虫病、利什曼原虫病、锥体虫病、弓形虫病。

2. 医学蠕皮肤病　尾蚴皮炎、皮肤猪囊尾蚴病、包虫病、丝虫病、钩虫皮炎、蛲虫病、旋毛虫病。

3. 医学昆虫皮肤病　皮肤蝇蛆病、疥疮、挪威疥疮、蠕形螨病、虫咬皮炎。

（二）病例

1. 疥疮

（1）内治疗法

①风湿热证　消风散化裁：生地黄、防风、蝉蜕、知母、苦参、胡麻（亚麻子）、荆芥、苍术、牛蒡子、石膏各 9g，甘草、木通各 6g，水煎服。

②痰火郁结证　化痰散结饮化裁：黄芩 15g，柴胡 15g，川楝子 9g，生地黄 12g，海藻 15g，浙贝母 10g，佩兰 9g，草薢 9g，郁金 9g，牡丹皮 6g，徐长卿 12g，水煎服。

（2）外治疗法

①丘疱疹时，可用疥疮外洗剂：苍耳子 30g，苦参 15g，甘草、金银花、荆芥、防风各 10g，加水 2000mL，煎煮滤渣，取汁泡洗，外擦。后涂 20% 硫黄软膏（儿童 5%），每日 2 次，全身涂抹，连续 3 天，第 4 天洗澡换衣服，为 1 个疗程。可用 1～2 个疗程。

②疥疮结节时，可用热烘疗法（25%青黛散软膏外涂后再用电吹风热烘）。

（3）其他疗法　涂擦疗法（25%大枫子肉软膏）、擦洗疗法（鱼藤15g，食醋100mL，水500mL）、淋洗疗法（苦参250g，猪胆汁4～5枚，加水200mL，煎汁），另有贴敷、扑粉、烟熏、熏洗等疗法。

（4）西医疗法　可选20%硫黄软膏、25%苯甲酸苄酯乳剂、1%丙体666膏（又称林旦乳膏或疥得治霜）等外用。

2. 滴虫病

（1）内治疗法　萆薢渗湿汤化裁：萆薢、滑石、苍术、蒲公英、鸭跖草各12g，车前草、忍冬藤、土茯苓、石榴皮各9g，生甘草6g，水煎服。

（2）外治疗法

①白鲜皮、土茯苓、苦参各30g，煎汤熏洗，每日1～2次。

②苦参、蛇床子、黄柏各20g，煎汁冲洗阴道，再用蛇床子、苦参栓放置阴道内。

（3）其他疗法

①雄蛇丸　雄黄5g，蛇床子25g，共研粉，炼蜜丸，纱布包留线，置阴道内。

②二黄水　黄柏、黄连各15g，加水300mL煎成100mL，用棉球蘸药汁带线置阴道内。

③滴虫冲洗液　黄柏、苦参、蛇床子、贯众各15g，煎汤，用阴道器冲洗。

（4）西医疗法　调整阴道pH值，可用0.5%乳酸溶液或1∶5000高锰酸钾溶液冲洗阴道，局部用抗滴虫药（甲硝唑泡腾片、滴维净片、双唑泰栓）塞入阴道。口服甲硝唑或替硝唑片。

第十七章　新生儿皮肤病

一、概述

临床上新生儿期指刚出生后的首月而言。新生儿皮肤有独特的特点：新生儿皮肤光嫩柔软，复以胎脂。偶尔见微小血管扩张的小斑点，可自然消退。

早产儿皮下脂肪少，故皮薄绷紧；足月而成熟不良的幼儿，皮松有皱纹；足月者24~48小时才脱屑，成熟不良者出生时便脱屑。早产儿肢端发绀与大理石皮色持续较久，且头发如毳毛。

新生儿皮肤卫生要非常重视，须注意以下几个方面：

（1）胎脂有保护作用，不能强擦强洗。

（2）换尿布时，可用棉球蘸消毒豆油拭净臀部。

（3）脐带处，可用酒精棉球揩拭。

（4）褶纹区，可用棉球或细布吸除水分，不宜揩拭与摩擦，不用含药物的扑粉。

（5）出生后3~5天可用温水洗澡，但禁用肥皂、沐浴霜等。

（6）婴儿自离开羊膜与环境接触后，就会在皮肤上附一"正常菌层"，但只要皮肤正常，便不会发生皮肤病。

（7）不宜过多洗澡，勿用力洗擦，少用油脂。

（8）环境要整洁，冬日保暖，夏日凉爽。

（9）衣被以棉织物最佳，少用或不用羊毛、丝、人造纤维等，以防过敏。

二、证治

（一）病种

尿布皮炎、痱子、褶烂（擦烂红斑）、新生儿头部脂溢性皮炎、肛门周围炎、新生儿中毒性红斑、脐炎、新生儿皮下脂肪坏死、新生儿硬化病、新生儿冻疮、新生儿剥脱性皮炎、新生儿传染性脓疱疮、脱屑性红皮病、念珠菌病等。

（二）病例

1. 尿布皮炎

（1）内治疗法　银花甘草汤化裁：金银花 6g，野菊花 3g，生薏苡仁 6g，绿豆衣 9g，生甘草 1g，水煎服。

（2）外治疗法　红斑者，外用青黛散；渗液者，外用尿布皮炎湿敷液（黄柏、五倍子各 10g，煎煮存汁，冷湿敷）；结痂者，外用紫草油。

（3）其他疗法　马齿苋 20g，加水 200mL，煎汁冷洗敷；松花粉外扑；10% 黄柏水冷敷。

（4）西医疗法　做好卫生工作，经常更换尿布，腹泻时要及时治疗。可外用曲咪新乳膏、曲安奈德益康唑乳膏等。

2. 褶烂

（1）内治疗法　同尿布皮炎。

（2）外治疗法

①可选六一散、青黛散、三石散（炉甘石、熟石膏、赤石脂各 90g，共研细末）。

②若糜烂流滋，外用 1% 黄柏水冷敷收干，再用三黄洗剂（大黄、黄柏、黄芩、苦参各 25g，加水 1000mL，石炭酸 10mL）外洗。

③有念珠菌感染者，外用颠倒散洗剂。

（3）其他疗法　扑粉疗法、冷敷疗法。

（4）西医疗法　炉甘石洗剂外搽；继发细菌感染者，加用夫西地酸乳膏或复方多粘菌素 B 软膏；若继发念珠菌感染，可外用甲紫、曲咪新乳膏、曲安奈德益康唑乳膏、卢立康唑乳膏等。

第十八章　非细菌性脓疱性皮肤病

一、概述

1. 非细菌性脓皮病　以无菌性脓疱为其主要表现。病因不明，周期复发，顽固难治。组织病理均以表皮部位的脓疱为主要特征，主要表现为海绵状脓疱。

2. 疱疹样脓疱病　好发于腹股沟及皱褶部位（腋、脐、颈等），呈对称性。群发性炎性表浅小脓疱，呈环形或多环形，融合成片状脓湖，干后有薄脓痂。轻度痒感，伴全身不适。妊娠妇女多发。

3. 连续性肢端皮炎　多有外伤史。好发单侧指趾端，可延及对侧。脓疱破后可糜烂和结痂，环状边清，表皮剥脱，伴甲沟炎或甲萎缩。偶犯口腔黏膜，伴有沟纹舌。中度瘙痒，无全身症状。

4. 角层下脓疱疮　常侵犯腹股沟、腋部、下腹部、肢体近端的皱褶部位，而面手足黏膜不受累。在红斑上发生表浅性小脓疱，后干燥结痂，并向外扩延。周期发作，无全身症状，中度痒感。中年妇女好发。

5. 脓疱性细菌疹　新发在掌跖中央，可扩延至掌跖，可波及四肢或全身。可见小水疱、脓疱、结痂、色沉。发病时伴有发热，有明显瘙痒及疼痛。存在慢性感染病灶，白细胞升高。

二、证治

（一）病种

脓疱型银屑病（泛发型、局限型）、疱疹样脓疱病、脓疱性细菌疹、连续性肢端皮炎、角层下脓疱病、掌跖脓疱病、急性全身性脓疱病、婴儿肢端脓疱病等。

（二）病例

1. 掌跖脓疱病

（1）内治疗法

①湿毒凝聚证　五味消毒饮化裁：紫花地丁、金银花、野菊花、蒲公英各 9g，茯苓、泽泻、滑石、黄柏各 10g，车前子 10g（包）、甘草 6g，水煎服。

②湿毒蕴结证　除湿胃苓汤化裁：苍术、陈皮、猪苓、白术、滑石、木通、黄柏、白鲜皮各 9g，厚朴、泽泻、苦参各 6g，马齿苋 12g，水煎服。

（2）外治疗法

①浸泡法　双黄液（雄黄、黄柏各 10g，苦参、蒲公英、白鲜皮各 30g，乌梅 10g）、地苍液（地肤子、苍耳子、黄柏、百部、明矾各 15g）、明王液（明矾 10g，王不留行 30g），煎水浸泡手足部。

②涂膏法　三黄膏、紫草油膏等。

（3）其他疗法

①三黄汤　黄芩、黄连各 9g。生黄芪 12g，紫花地丁、野菊花、豨莶草、苍耳子各 12g，七叶一枝花 20g，生甘草 6g，水煎服。

②马齿苋汤　马齿苋、蒲公英、土茯苓、苦参各 30g，白鲜皮、草河车（重楼）各 10g，槐花 20g，生甘草 6g，水煎服。

③官粉油膏　官粉（煅黄）、松香各 10g，黄丹 3g，枯矾 6g，共研细末，芝麻油调成油膏，外用。

④内服中成药　雷公藤多苷片、山海棠片、复方甘草酸苷胶囊。

（4）西医疗法　内用维 A 酸、阿维 A 酯、迪银片等；外用氯倍他索乳膏、复方适确得等。

2. 疱疹样脓疱病

（1）内治疗法　疱脓汤：金银花炭、蒲公英、花粉、生地黄、牡丹皮、赤芍、玄参、甘草各 15g，生栀仁、黄连各 10g，水煎服。

（2）外治疗法

①脓疱者，外用紫花地丁软膏。

②结痂者，外用紫草油、甘草油。

（3）其他疗法　可选用雷公藤浸膏片、雷公藤多苷片、昆明山海棠片口服。

（4）西医疗法　内用甲砜霉素、氯霉素、阿维A酯、阿维A、迪银片、环磷酰胺等。外用0.1%依沙吖啶、炉甘石洗剂；糜烂时外用0.1%依沙吖啶糊剂、曲安奈德益康唑乳膏；继发感染时外用莫匹罗星软膏。

第十九章　皮肤血管炎

一、概述

皮肤血管炎是指皮肤中小血管的原发性炎症的一种皮肤病。本病致病因素复杂，不同的损伤可产生相同的反应。因为内皮的变化总是表现为通透性增高，白细胞及血小板粘着，纤维蛋白的沉积、增生及坏死，因而临床上多为综合表现。诱因较为复杂：

（1）引起纤维蛋白及血小板沉积的因素　免疫复合物、各种感染、药物、损伤等；

（2）加重因素　血流速度、血液黏稠度等。

皮肤血管炎的分类尚未统一，以临床或病理分类均有困难。通常的分类如下：

1. 累及小血管

（1）多形核性（坏死性血管炎）　变应性皮肤血管炎、急性发热性中性粒细胞增多性皮肤病、持久性隆起性红斑、过敏性紫癜、全身性致死性过敏性血管炎等。

（2）淋巴细胞性　多形红斑、回状红斑、红斑性药疹、急性苔藓痘疮样糠疹、儿童丘疹性肢端皮炎等。

（3）肉芽肿性　恶性肉芽肿病、变应性肉芽肿病、面部肉芽肿、感染性肉芽肿（麻风、梅毒、结核）等。

2. 累及大血管

（1）多形核性　结节性多动脉炎、血栓性静脉炎。

（2）淋巴细胞性　结节性红斑、红斑狼疮、冻疮。

（3）肉芽肿性　硬红斑、结节性血管炎。

皮肤血管炎的临床表现，取决于血管变化的深度及严重度。重者可见梗死、坏死、结节、丘疹、斑块、大疱；轻者可见水疱、紫癜、风团、红斑等。

二、证治

（一）病种

常见者有：变应性皮肤血管炎、持久性隆起性红斑、全身过敏性血管炎、急性发热性中性粒细胞增多性皮肤病、急性苔藓痘疮样糠疹、儿童丘疹性肢端皮炎、恶性萎缩性丘疹病、恶性肉芽肿病、变应性肉芽肿病、面部致死性中线肉芽肿、面部肉芽肿、结节性血管炎、结节性红绀病、硬红斑、结节性脂膜炎、红斑性肢痛病等。

（二）病例

1. 红斑性肢痛病

（1）内治疗法

①湿热证　四妙丸化裁：炒黄柏、独活、炒知母各 6g，牛膝、苍术、秦艽、生木瓜各 9g，生薏苡仁、生赤芍、细生地各 12g，忍冬藤 15g，生甘草 3g，水煎服。

②血热证　清热凉血汤化裁：生地黄 30g，赤芍、玄参、牛膝、当归、丹参各 20g，黄柏、地龙各 15g，乳香、没药各 10g，水煎服。

③血瘀证　身痛逐瘀汤化裁：桃仁、当归、五灵脂、香附、地龙各 9g，赤芍、僵蚕各 10g，川芎 6g，忍冬藤 15g，桑枝、秦艽、黄芪各 12g，甘草 3g，水煎服。

（2）外治疗法　以针灸疗法为主。

①温针疗法　主穴为三阴交、太溪、太冲，配穴为复溜、内庭、行间、解溪、丘墟、中封、侠溪。

②刺针疗法　用三棱针刺足端或井穴。

③电针疗法　取穴为行间、侠溪、百会。

④快针疗法　取穴为三阴交、昆仑。

⑤氦氖激光光针治疗

（3）其他疗法　旋磁疗法、艾灸疗法等。

（4）西医疗法　内用皮质类固醇激素、免疫抑制剂、抗炎药、血管扩张药等。外用激素类乳膏。

2. 变应性皮肤血管炎

（1）内治疗法

①湿热证　三妙散化裁：黄柏、苍术、川牛膝、生薏苡仁、茯苓各 10g，六一散 10g（包）、车前子 10g（包），泽泻、泽兰各 12g，丹参 9g，甘草 1g，水煎服。

②寒湿证　化瘀除湿汤化裁：丹参 15g，泽兰 12g，川牛膝、牡丹皮、赤芍、王不留行各 10g，鸡血藤 30g，当归尾 12g，黄柏 10g，冬瓜皮 12g，路路通 6g，甘草 2g，水煎服。

③瘀滞证　苏脉饮化裁：丹参 10g，鸡血藤 15g，黄芪、黄精、玄参各 10g，海藻 6g，甘草 3g，水煎服。

（2）外治疗法　红斑丘疹为主时，外用三黄洗剂；紫斑结节为主时，外用紫草油。

（3）其他疗法　内用雷公藤多苷片、复方甘草酸苷片、复方丹参片、白芍总苷胶囊等。针刺疗法（足三里、三阴交、承山、血海等穴）、熏蒸疗法。或用小柴胡汤：柴胡、半夏各 6g，黄芩、党参各 9g，生姜 2 片，大枣 6 枚、甘草 6g，水煎服。

（4）西医疗法　内用可选罗红霉素、华素片、泼尼松、维生素 E、环孢素、硫酸羟氯喹等。外用可选莫匹罗星软膏或夫西地酸乳膏、曲安奈德益康唑乳膏等。

第二十章　皮肤病综合征

一、概述

皮肤病综合征是由一个或数个器官的病变，或遗传学上的不正常变化，所致多种皮肤病损的合并而规律性综合在一起的皮肤疾病。

目前根据疾病本质，初步归纳为两大类：

1. 本质已比较明确，如回归热型结节性非化脓性脂膜炎等。

2. 本质尚未明确，如骨肥大静脉曲张性痣等。

第二种分类法，以临床为主，分为三大类：

1. 先天遗传性综合征　如骨肥大静脉曲张性痣（皮肤血管痣、单侧性静脉曲张、骨组织的增长和肥大）、弹性假黄瘤、早老症等。

2. 多系统受累的综合征　眼口外生殖器综合征（眼炎、复发性口疮、外生殖器溃疡）、色素沉着息肉综合征、干燥综合征（口干、干燥性角膜结膜炎、类风湿关节炎）、恶性萎缩性丘疹病、曼－罗综合征（颜面非凹陷性水肿、面神经麻痹、皱襞舌）。

3. 以皮肤表现为主的综合征　胸壁血栓性静脉炎、脂膜炎、皮肤弹性过度综合征（即埃勒斯－当洛斯综合征，又称弹力过度性皮肤）。

二、证治

（一）病种

1. 结缔组织疾病　干燥综合征、CRST 综合征（钙质沉积、雷诺现象、指趾硬化、血管扩张四联征）。

2. 网织细胞增生病　曼－罗综合征。

3. 真皮及皮下脂肪疾病　脂膜炎、皮肤弹力过度综合征、弹性假黄瘤、

Werner 综合征（先天性多功能衰老综合征）。

4. 遗传性疾病　皮脂腺瘤、神经纤维瘤、早老症。

5. 皮肤肿瘤　血管瘤与血小板减少症。

6. 皮肤血管疾病　韦氏肉芽肿病、恶性萎缩性丘疹病、色素性紫癜、遗传性出血性毛细管扩张症（郎－奥韦综合征）、遗传性淋巴水肿。

7. 色素异常疾病　色素沉着息肉综合征。

（二）病例

1. 干燥综合征

（1）内治疗法

①阴虚内热证　一贯煎化裁：太子参、淮小麦各 30g，生地黄、全瓜蒌、仙灵脾、大枣各 12g，知母、石斛、枸杞子、菊花各 9g，甘草 3g，水煎服。

②脾胃湿热证　平胃散合二妙散化裁：生薏苡仁、夏枯草、川萆薢、土茯苓各 12g，制厚朴、藿香、佩兰、黄柏、广郁金各 9g，生甘草 3g，水煎服。

③风热灼津证　桑杏汤化裁：板蓝根 30g，桑叶、杏仁、荆芥、防风、炙僵蚕、半夏、知母、沙参、石斛、麦冬各 9g，陈皮 6g，甘草 3g，水煎服。

④气阴两虚证　六味地黄丸合八珍汤化裁：旱莲草、生地黄、熟地黄、黄芪各 12g，太子参 30g，炒党参、全当归、淮山药、制首乌、制黄精、白术、白芍各 9g，炙甘草 6g，水煎服。

（2）外治疗法　皮肤干燥者，外用润肌皮肤膏。

（3）其他疗法

①口干代茶剂　鲜芦根 30g，生甘草 10g，煎汤代茶，时时饮之，可解口内干燥。

②皮肤干痒，可用增液汤　玄参 30g，生地 30g，麦冬 20g，水煎服。

③眼干畏光，可用沙参麦冬汤　北沙参 15g，玉竹 12g，麦冬 12g，桑叶、生扁豆、天花粉各 8g，甘草 3g，水煎服。

④雷公藤多苷片、白芍总苷胶囊、丹参片等也可选用。

（4）西医疗法　用人造泪液（0.5% 羧甲基纤维素眼药水）滴眼，吃无蔗糖口香糖或口服必嗽平（溴己新）增加唾液分泌等。

2. 白塞综合征（贝赫切特综合征）

（1）内治疗法

①肝肾阴虚证　清瘟败毒饮合普济消毒饮化裁：水牛角 30g，板蓝根 30g，黄连 3g，知母 9g，石膏 30g，白茅根 30g，丹参 9g，沙参 9g，玄参 15g，生甘草 3g，水煎服。

②肝脾湿热证　五味消毒饮合滋阴除湿汤化裁：蒲公英 30g，金银花 15g，鸭跖草 30g，徐长卿 15g，当归 9g，白芍 9g，地骨皮 9g，陈皮 6g，泽泻 6g，生甘草 3g，水煎服。

③脾肾阴虚证　土茯苓汤合石膏熟地煎化裁：土茯苓、生石膏各 30g，虎杖根、金雀根、生薏苡仁、绵茵陈、麦冬各 15g，淮山药 12g，熟地黄、牛膝、知母各 9g，生甘草 3g，水煎服。

④气血两虚证　活血解毒汤合健脾益气汤化裁：草河车（重楼）、野荞麦各 30g，天冬、炒党参、茯苓皮各 10g，山栀、当归、丹参、白芍各 6g，炙甘草 3g，水煎服。

（2）外治疗法　女阴溃疡者，外用紫草油、宫糜膏；眼目患者，外用紫金锭眼膏、洗眼蚕茧；口腔溃疡者，外用口腔炎喷雾剂、口腔溃疡药膜；皮肤结节者，外用新癀片，水化糊膏贴敷患处，另加旋磁疗法、光针疗法、耳埋疗法等。

（3）其他疗法

①选用雷公藤 20g，水煎服；昆明山海棠片，口服；复方甘草酸苷片，口服；三藤糖浆（鸡血藤、大血藤、雷公藤，每毫升含生药 1g），口服；白芍总苷胶囊，口服。

②白塞综合征漱口液（甘草、金银花、胖大海、绿茶各 10g，开水冲泡或煎汁）漱口。

③蛋黄油或洗湿液（苦参、蛇床子、五倍子各 10g，加水 500mL 煎汁），外用于女阴溃疡处。

④针灸疗法　肺俞、内关、少冲、风池、足三里。

（4）西医疗法　糖皮质激素、免疫抑制剂等内用，外用口腔溃疡薄膜贴敷等。

第二十一章　掌握应用内服典方

一、概述

中医学博大精深，中医内用疗法的基础是"理、法、方、药"。

"理"就是医理，医者在辨证论治中首先了解疾病的症状，根据四诊分析其病因病机，得出诊断及证型，即所谓辨证。

"法"就是主治，根据诊断及证型，选用八法（汗、吐、下、和、温、清、消、补）作为治疗原则，所以"法"又简称治则。

"方"就是方剂，当然目前方剂很多，如古典方、经验方、民间方等。

"药"就是药物，其中药物的种类、剂量、用法、疗程都有一定的规律，要学好用好。

以下重点介绍"方剂"，即古代名家典方，已运用于皮肤科各种疾病的治疗，收效颇佳。应注意可以借鉴，但不能照搬，师其意不泥其方。并注意原则（君臣佐使），避免有药无方，或有方无药，运用典方，应举一反三。

二、典方

（一）龙胆泻肝汤

1. 配方　龙胆草、连翘、生地黄、泽泻、车前子、木通、黄芩、黄连、当归、栀子、甘草、生大黄。

2. 主治　为主治肝火湿热互结之方，偏热重湿者。主治带状疱疹、急性或亚急性湿疹、接触性皮炎、传染性湿疹样皮炎、脂溢性皮炎、过敏性皮炎等。

3. 方解　龙胆草清泻肝火，连翘清理全身湿热，生地黄、当归滋养肝血，泽泻泄肾经之湿，栀子、黄芩清理肺与三焦之热，木通、车前子清利小肠膀胱之湿，大黄清胃肠之火，黄连清心经之热，甘草和中，调和诸药。故本方作用为泻肝胆之火，清热通利，除湿收敛。

4. 注意 方中有龙胆草、黄芩、栀子等。龙胆草与木通为中药中最苦之药，故用量不可过大，一般用 3 ~ 9g，用生大黄，无便秘者不用。

5. 方源：《医宗金鉴》。

（二）除湿胃苓汤

1. 配方 苍术、厚朴、陈皮、猪苓、赤茯苓、泽泻、白术、滑石、防风、山栀、木通、肉桂、甘草、灯心草。

2. 主治 为除脾肺湿热之方，偏湿重于热之证。主治带状疱疹、湿疹、银屑病、玫瑰糠疹等。

3. 方解 苍术健脾燥湿，白术健脾祛湿，厚朴、陈皮温脾理气除湿，猪苓渗湿利水，赤茯苓理脾祛湿，泽泻泄肾湿，滑石清湿热，防风祛风胜湿，山栀清三焦之热，木通泻小肠之热，肉桂通脉祛湿，灯心草清热利水，甘草和中。故本方作用为除湿热止痒，和中利水。

4. 注意 苍术较白术为燥，可只用白术；猪苓泻甚伤正，可不用，或用茯苓健脾利湿；木通苦寒可酌减；防风、肉桂可以不用；滑石难食，可用六一散冲服。

5. 方源 《医宗金鉴》。

（三）疏风清热饮

1. 配方 苦参、全蝎、皂角刺、猪牙皂、防风、黄芩、金银花、蝉蜕、葱白、酒。

2. 主治 为治疗风热肿胀、脱屑瘙痒之方，主治面部脂溢性皮炎、单纯糠疹、慢性湿疹、荨麻疹、副银屑病等。

3. 方解 苦参治风热湿虫，全蝎治诸风，皂角刺通络，猪牙皂除风，防风祛风，黄芩清肺，金银花清热解毒，蝉蜕清热息风，葱白通行阳气。故本方作用为疏风清热止痒。

4. 注意 酒与葱白虽通络，但性温，故可不用；皂角、皂刺伤及脾胃，虚者不用。

5. 方源 《医宗金鉴》。

（四）仙方活命饮

1. 配方　金银花、防风、白芷、归尾、赤芍、浙贝母、天花粉、乳香、没药、甘草节、穿山甲、皂角刺、陈皮。

2. 主治　一切球菌感染的化脓性皮肤病，主治毛囊炎、脓疱疮、丹毒、疖肿等。

3. 方解　金银花、天花粉清热解毒，防风、白芷祛风消肿，赤芍活血化瘀，陈皮理气，浙贝母散结，乳香、没药活血定痛，皂角刺引脓外出，生草和中，故本方作用为清热解毒，散瘀消肿，活血止痛。

4. 注意　清热解毒药物可加重，痛不甚者去乳香与没药；脓已出者去穿山甲与皂角刺；此方要用浙贝母软坚，川贝母化痰不可用。

5. 方源　《医宗金鉴》。

（五）当归饮子

1. 配方　当归、生地黄、白芍、川芎、何首乌、黄芪、荆芥、防风、白蒺藜、甘草。

2. 主治　为治疗血虚生风、肤燥瘙痒之方，主治皮肤瘙痒症、银屑病、慢性湿疹、慢性荨麻疹、脂溢性皮炎等。

3. 方解　芎归芍地四物补血，何首乌滋阴，荆芥散风，防风祛风，白蒺藜祛肝风止痒，甘草解毒调和诸药，故本方作用为养血润肤，祛风止痒。

4. 注意　治风先治血，血行风自灭。本方治疗血虚生风，用量以四物汤为重。

5. 方源　《医宗金鉴》。

（六）滋燥养荣汤

1. 配方　生地黄、熟地黄、当归、赤芍、黄芩、秦艽、防风、甘草。

2. 主治　此方为养血润燥、祛风止痒之方，主治毛发红糠疹、银屑病、老年皮肤瘙痒症、副银屑病、脂溢性皮炎、玫瑰糠疹等。

3. 方解　二地与归芍滋阴补血，黄芩清肺润燥，秦艽祛风湿、退虚热，防风祛风，甘草和中调和诸药。故本方的功能偏于阴液不足与血不润肤之证。

4. 注意　本方主治慢性瘙痒之症，疗程稍延长方能奏效。

5. 方源　《外科证治准绳》。

（七）滋阴除湿汤

1. 配方　川芎、当归、白芍、熟地黄、柴胡、黄芩、陈皮、知母、浙贝母、泽泻、地骨皮、甘草、生姜。

2. 主治　为治湿热久病伤阴之方，主治慢性湿疹（阴囊、肛周、女阴、下肢等慢性湿疹）、神经性皮炎、特异性皮炎、扁平苔藓等。

3. 方解　芎归芍地四物养血，熟地黄兼滋阴，柴胡清肝热，黄芩清肺热，陈皮理气，知母滋阴清热，地骨皮退虚热，浙贝母化坚，泽泻除湿消肿，甘草解毒和中，生姜温中散寒。本方的功能为滋阴养血，除湿化坚。

4. 注意　本方滋阴除湿，然滋补有余，除湿不足，故可用丹参代替四物汤，再加茯苓、泽泻除湿。

5. 方源　《外科正宗》。

（八）清风导赤汤

1. 配方　生地黄、赤茯苓、牛蒡子、白鲜皮、金银花、薄荷、木通、黄连、甘草、灯心草。

2. 主治　为主治湿热红肿渗液之方，主治小儿湿疹急性期、传染性湿疹样皮炎、口疮、丘疹性荨麻疹、湿疹皮炎急性期等。

3. 方解　生地黄清热凉血，赤茯苓理脾渗湿，牛蒡子散热化结，白鲜皮祛风解毒，金银花清热解毒，薄荷祛风散热，木通去小肠热，黄连清心除热，灯心草清热利水，甘草解毒和中。故本方功能为清热渗湿，疏风止痒。

4. 注意　风热不甚时，牛蒡子、薄荷可以不用；热不甚者，可去黄连，加淡竹叶。本方亦可代茶常饮。

5. 方源　《医宗金鉴》。

第二十二章　药枕与皮肤美容

一、应用基础

1. 药枕　药枕是采用中草药作为枕芯的睡眠用枕头。药枕是中医学及民间俗用的常用疗法，有健身益寿、健肤美容的作用。

2. 分类　中医学将药物装入布袋中称为香囊或香袋，又分为药枕、药垫、挂囊（又称端午香囊）。药枕分为自制药枕、成品药枕两大类。

3. 药物

（1）基础药物　荞麦、蚕沙、菊花、茶叶、绿豆等。

（2）功效药物　决明子、薰衣草、玫瑰花、木棉花、茉莉花、艾叶、艾蒿（艾草）、银杏叶、竹炭、薄荷梗、女贞子、五味子、蔓荆子、何首乌、防风、益母草、丹参、藿香、槐花、桑叶、竹叶、柳叶、荷叶、柿叶等。

4. 制作　药物应干燥后碾碎成粉屑或粗粒，混匀后装入袋内做成枕芯。枕芯布料多选用纯棉布为佳，麻缎等布料偶可选用。形状可选长方形、圆柱形、半环形等。布色选择，老年以单色为宜，儿童以动画卡通色为宜。

5. 保养　保持整洁，一般每2周清洗枕套1次；每周晒内套1次；3个月换药或加药1次；6~12个月后应更换。

二、配方举例

1. 疱疹止痛枕

（1）配方　晚蚕沙500g，羌活300g，延胡索30g。

（2）制法　加工成粗末，装入枕芯。

（3）用途　防治带状疱疹（头面部、疼痛者）。

2. 疱疹镇痛枕

（1）配方　菊花、川芎、天麻、细辛、当归、延胡索、蔓荆子、红花、防风、白芷、藁本各等量（100g）。

（2）制法　研为细末，做成枕芯。

（3）用途　防治带状疱疹后遗三叉神经痛者。

3. 夏季清凉枕

（1）配方　槐花300g，绿豆300g，菊花100g。

（2）制法　研成粗末，装入枕芯。

（3）用途　防治夏季皮炎伴失眠者。

4. 消暑安神枕

（1）配方　青蒿、藿香、石菖蒲、薄荷、菊花、茉莉花、白玉兰花、栀子花、荷叶、夏枯草各100g。

（2）制法　将干品共碎为粗屑，拌匀备用，用纱布缝成枕芯袋，将药屑置入其内，制成枕芯，再外套枕套。

（3）用途　防治夏季皮炎。

5. 去屑止痒枕

（1）配方　透骨草100g，绿豆皮300g，藿香、皂角刺、荷叶、黄芩、生大黄、金银花各80g。

（2）制法　将备好的药材制作成枕芯。

（3）用途　防治头部脂溢性皮炎或伴毛囊炎者。

6. 脂脱生发枕

（1）配方　槐花、绿豆各300g，桑白皮、丹参各50g。

（2）制法　药物碾成粗末，装入枕芯待用。

（3）用途　防治脂溢性皮炎伴脂溢性脱发者。

7. 防治斑秃枕

（1）配方　干桑叶、竹叶、柳叶、荷叶、柿叶、茶叶各等量（100g）。

（2）制法　将各药焙干，加入少量活性炭吸湿除去异味，掺匀后装袋而成。

（3）用途　防治斑秃、脂溢性脱发、湿疹等。

8. 痤疮辅疗枕

（1）配方　黄菊花、白菊花各 200g，苦荞麦皮 200g，黑豆皮 100g，丹参、玫瑰花各 50g。

（2）制法　使药物混匀后，装入枕芯用。

（3）用途　防治青年痤疮的辅助疗法。

9. 祛斑养颜枕

（1）配方　茶渣、玫瑰花、茉莉花、女贞子、何首乌、槐花、丹参、荷花各 150g。

（2）制法　将各药干燥后拌匀装袋。

（3）用途　防治黄褐斑、色斑，可润肤、护发。

10. 延年美容枕

（1）配方　白玉兰花、白菊花、茉莉花、栀子花、玫瑰花、槐花各等量（150g）。

（2）制法　将药材加工为粗末，装入枕芯。

（3）用途　养血延年，护肤养颜，或用于预防颈部神经性皮炎。

三、临床体会

1. 记载　药枕在中医学中由来已久。唐朝孙思邈在《千金方》中记载："用蚕屎次、废茶叶装枕头可明目、清心。"明朝李时珍《本草纲目》中列有"明目枕"，称苦荞麦皮、黑豆皮、绿豆皮、决明子、菊花内和枕，至老明目；清代吴尚先的《理瀹骈文》中记有"健身丁公枕，可以延年益寿"。民间俗用更为广泛，多以清热祛火，强身健骨为主。现代医学已将药枕作为各种颈椎病、眼疾病、疼痛失眠等疾病的辅助治疗。

2. 机理　药枕是通过枕里的"药气"经呼吸道吸入后传运全身，同时使"药气"与摩擦刺激颈枕部的皮肤感受器，通过经络而作用，如颈肩部有督脉、膀胱经、胆经等三条经络通过。大肠经、小肠经、三焦经的经络也抵达于肩颈部。因此药物作用于血脉、经络、脏腑，使神经与肌肤功能协调，从而有健肤美容等功效。

3. 作用　临床治疗中要明确药枕为辅助疗法，对于预防皮肤病（斑秃等），防止复发（痤疮等），减轻病情（带状疱疹后遗三叉神经痛）等有一定效果。

4. 药品　药枕在临床上确有辅助治疗、安全、方便之处。如已初愈的痤疮、斑秃、复发性头皮毛囊炎患者，可用茶渣（冲泡过的茶叶）、野菊花各等量（共重 600～1000g）做成枕芯，每年盛夏翻晒一次，三年内可有药效。

又例如斑秃伴失眠者、颈部神经性皮炎者等，可用基础药物加功效药物组方：白菊花 100g，灵磁石 100g，合欢花 100g，夜交藤（首乌藤）100g，灯心草 30g，石菖蒲 60g，远志 60g，公丁香 30g，白檀香 20g，冰片 10g（另包和入）。一般可用 3 个月。

另外国内亦有成品药枕可售用，如竹炭枕、银杏枕、防秃枕、护肤枕、磁疗枕、电热药枕、儿童枕等。

主要参考书目

1. 宋兆友. 常见皮肤病简编. 合肥：安徽人民出版社，1973.

2. 宋兆友. 农村常见皮肤病. 合肥：安徽科学技术出版社，1983.

3. 宋兆友. 中医皮肤科临床手册. 北京：人民卫生出版社，1996.

4. 张湖德，王铁民. 实用美容大全. 北京：人民军医出版社，2011.

5. 宋兆友，唐宁枫，宋宁静. 现代皮肤病性病学. 北京：中国标准出版社，2000.

6. 黄霏莉，余靖. 中医美容学. 北京：人民卫生出版社，1997.

7. 宋兆友. 疑难皮肤性病诊治. 北京：北京科学技术出版社，2003.

8. 马振友，辛映继，张宝元. 皮肤美容化妆品制剂手册. 北京：中医古籍出版社，2015.

9. 宋兆友. 皮肤病中药外用制剂. 北京：人民卫生出版社，2005.

10. 宋兆友. 现代名医证治丛书·皮科临证心要. 北京：人民卫生出版社，2008.

11. 宋兆友. 皮肤病中药内用制剂. 北京：中国中医药出版社，2015.

12. 宋兆友. 皮肤病中药外用制剂. 北京：中国中医药出版社，2016.